# 心と体を整える健康レシピ

## 鬱や不定愁訴を撃退した私の断食&食療法

清水祐子 著

かざひの文庫

# はじめに

皆様、初めまして。清水祐子と申します。

都内で夫と2匹の猫と暮らす58歳の働く主婦です。

現在私は、夫婦で家業を営みつつ、フォトスタイリストや風水心理カウンセラーとしても活動をしています。

実は私、東京と沖縄での二拠点生活をしているんです。月に1度は沖縄の家で過ごし、豊かな自然と美味しい沖縄料理に囲まれて、毎日楽しくアクティブに過ごしています。

そんな私にも精神的にも身体的にもどん底の辛い時期がありました。

かつての私は自己流のダイエットや思い込みの健康法で体調を崩すことの繰り返しでした。

「どうして上手くいかないんだろう?」

「一体、何が間違っているんだろう?」

と、いくら考えても答えは出ませんでした。

悶々とした日々を過ごしていた私を救ってくれたもの。

それが『ファスティング』との出合いでした。

ファスティングとは『断食』のことで、一定の期間、飲食行為を絶つことと一般的には言われています。さすがに私が行った断食では水分は摂っていましたけどね。

偶然にも知人がファスティングを行い健康的な減量に成功したことを知りました。これまでの自己流ダイエットではなく、実際に経験をして成功した知人にファスティングを教えてもらえたんです。

また、断食と併せて行ったのが『食療法』でした。

それまでの食生活を一言で表すとしたら、外食とデパ地下のオンパレードといったところでしょうか。

こんな食生活では、痩せるわけありませんよね。

それが、『断食』と『食療法』で最大で14キロの減量に成功できたんです。

信じられないかもしれませんが、本当のことなんですよ。今でもリバウンドすることなく、マイナス10キロの状態をキープできています。


断食と食療法を経験した私が思ったことは、

「心と体が健康でなければ、何をしても楽しむことはできない」

ということです。

私自身、健康になって感じた一番の変化は『前向き』になれたことです。それまでの私は、ちょっとしたことでも落ち込みやすく、うじうじ悩んでばかり。気づくと俯いていることが多かった気がします。

生活をしていると誰にだって煩《わずら》わしい人間関係がありますよね。そんな人間関係で悩むことがなくなりました。

だって人生には楽しいことがいくらだってあるんです。嫌なことがあっても『笑い飛ばす』ことができるようになりました。笑い飛ばすことができるって、素敵なことだと思いませんか？

『断食』にもっと早く出合っていればよかった。そんな私の思いから、今回この本を書くことを決めました。私は食や健康の専門家ではありませんが、凝り性なので一度調べ出すと次から次へと興味が広がり、これまでにたくさんの情報を収集しました。その中で私が実際に経験して、自信をもってオススメできるものを紹介しています。

また、この本では、正しい断食と食療法の他にも、私のライフスタイルについても語っています。１週間のオリジナルメニューも掲載されているので、是非日々の献立の参考にしてみてください。

もし今、かつての私のように辛い時期を過ごしている人がいるのなら、その悩みが少しでも良い方向に進むきっかけになれば幸いです。

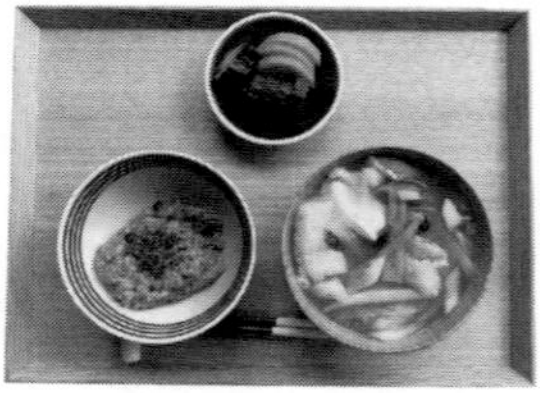

# Contents

はじめに　2

## 第1章　心も体も疲れ切った日々

『ファスティング』これは運命の出合い？　12
家も私もリフォームしたい！　16
外食とデパ地下がお気に入り！　19
お酒とコーヒーと甘いもの　24
疲れがとれない　26
頭痛で目がチカチカ　29
自己流ダイエットのお話　32
スキンケアにはお金をかけていました　35
鬱や不定愁訴に苦しんだ日々　36
東京と沖縄、二拠点生活　42

第2章『ファスティング』で心も体もスッキリ！

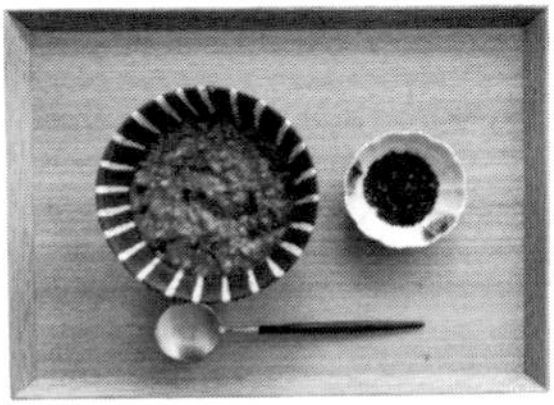

断食の雑学　48
ファスティングにはどんな効果があるの？　51
ファスティングの種類　54
私が行った酵素ファスティング　63
重ね煮について　73
酵素ジュースって何？　76
ファスティングで大変だったこと　79
ファスティングの注意点　83

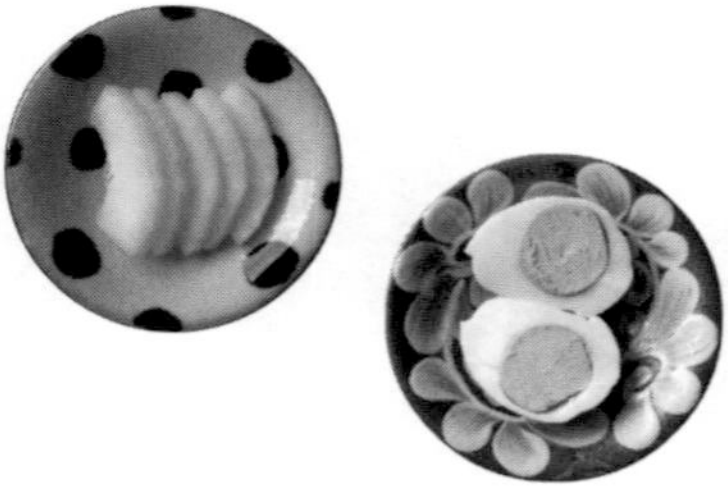

# 第3章　キレイと元気の秘訣は、食事と生活習慣


ファスティング後の生活　90
『まごわやさしい生発酵』って何？　92
食生活の変化　99
寝かせ玄米を食べています　103
食物酵素ってすごいんです！　108
『白い食べ物』には気をつけて　110
食べ方について　115
デカフェな生活　120
やっぱりオリーブオイルなんです！　130
オーガニックが気になります！　136
沖縄野菜には栄養がいっぱい　138
ぬか漬けの発酵パワー　142

味噌は医者いらず？　144
ぬか漬けと味噌は手作りしています！　147
ぬか漬け実験教室　150
お家で簡単ストレッチ　153
小顔を目指そう！　157
お風呂タイムの過ごし方　162

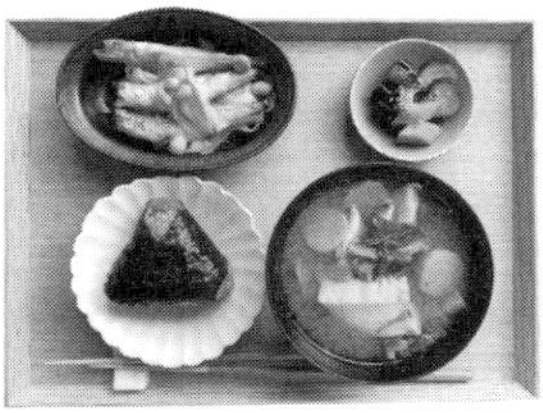

# 第4章 私のオリジナルメニュー

1週間分のランチメニューとレシピ　166
水出汁で作る味噌汁レシピ　178
ランチはお家で、時々外食　183
お手軽・時短で作って食べるワンポイント　185
私のオススメ食材と調味料　190

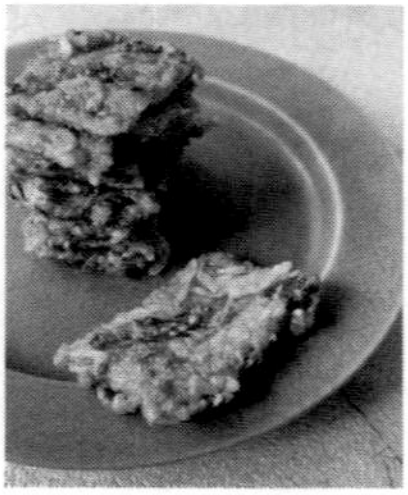

## 第5章　生活改善で毎日がハッピー！

健康面での変化　210
生活面の変化　218
味覚の変化　225
精神面の変化　228
今後の目標、挑戦してみたいこと　232
おわりに　236

# 第1章

## 心も体も
## 疲れ切った日々

## 『ファスティング』これは運命の出合い？

私が『ファスティング』に出合ったのは、今から1年前のこと。

確か2019年の8月のことだったと思います。

その頃の私はというと、相変わらず自己流のダイエットを繰り返して、頻繁に体調を崩していました。思うように結果が出ないことに悶々とした日々を過ごしていたんです。

そんな時、「あれ？」と思うことがありました。

私の知り合いの女性で、元々は『ぽっちゃり』していた人がいるんです。仮にSさんとしますね。そのSさんが見かける度にどんどん痩せてスッキリしていくんです。しかも、その痩せ方は決して『不健康』な感じではなく、すごく『健康的』に『キレイ』に痩せているんです。

「えっ？　一体どういうこと？」

と、私はなるわけですよ。一度気になると、気になって仕方がない。

なので、思い切って聞いてみたんです。


「ねえ、最近とってもいい感じに痩せているけど、何かやっているの？」

「うふふ、ありがとう。気づいてくれたのね」

「そりゃ、そうよ。あなた、前と全然違うもの」

「実はね、ファスティングを始めてみたのよ」

「ファスティング……？」


『ファスティング』という言葉は聞いたことがありましたが、当時の私にはピンときませんでした。『ファスティング』＝『断食』であることくらいは知っていましたけどね。今まで数々のダイエットをしてきた私ですが、『断食』は未経験だったからです。

「よかったら、教えようか？　私がやっているファスティングを」

「ほんとに！　いいの？　是非教えてほしい」

「実は私ね、ファスティングのマイスターの資格を持っているのよ」

「すごい！　それじゃプロの指導を受けられるってことなのね」

「そうよ、最近ファスティングマイスターとして本格的に活動を始めたのよ」


そう答えたＳさんの瞳はキラキラと輝いていて、とても生き生きしていました。そんなＳさんのことを羨望の眼差しで見つめる私だったんです。


「ファスティングを実際に経験してみて、すごくよくわかったことがあるの」

「何がわかったの？」

「ファスティングを経験すると人生が変わるのよ！」

「人生って……随分大袈裟ね」

「プロとして誇りと責任を持ってあなたを指導するから、安心してちょうだい」

「私、今度こそ失敗したくない。あなたにお願いするわ」

「まかせて！　ファスティングマイスターは私の天職だと思っているから」

私は、自信に満ち溢れたSさんの言葉に心強さを感じたのでした。「きっと大丈夫」そんな確信が私の中で生まれたんです。


有難いことにSさんは自分が試した『ファスティング』を私に伝授してくれると言うのです。これまでの自己流ダイエットではなく、専門家の指導のもとに行うことができるなんてすごいことですよね。それに実際に経験をして、成功した人に教えてもらえるって思うと安心できたんです。

「プロに指導してもらえる」そう思うだけで、私の心はワクワクしてきました。もちろん、私はその話に飛びつきました。きっとあれは運命の出合いだったのかもしれない。

あの時、『ファスティング』がどんなものなのか全く理解していなかったけど、なぜか心惹かれるものがあったんです。

## 家も私もリフォームしたい！

『ファスティング』を始めることをその場で決意した私。我ながら自分の行動力にはビックリです。でも、どうしてあの時、私が迷うことなく即決できたと思いますか？

きっとそれは、ただ痩せるだけではなく、Ｓさんのように『キレイに痩せたかった』からなんです。

ちょうど、その頃は少しずつ進めていた自宅のリフォームが一段落したところでした。不思議なことに、家の中を整理して、キレイにしだすと『自分のこともキレイ』にしたくなるんですよね。家がキレイになると、少しの汚れがすごく気になってしまうんです。

リフォームには時間も費用もかかるので、徐々に始めていったのですが、ひとつキレイになると他の部分が汚く見えるものですね。

ある時、洗面台をお掃除していると、ふと鏡に映った自分の姿が目に入りました。何だか自分だけがこの家で浮いてしまっているような気がして……。

「これが今の私なの？」

「せっかく家の中がキレイになったのに……」

「こんなんじゃダメ！」

それからは服装にも気を使うようにしました。家にいても最低限のお洒落をするのを楽しむようになりました。家のリフォームには自分自身も含まれていたんです。

私が本格的に自宅のリフォームを始めたきっかけ。それは3年程前に風水の勉強を始めたことでした。その当時、私に風水を教えてくれていたのがT先生でした。実は以前、

Ｔ先生とはご近所さん同士だったんですよ。今は引っ越してしまいましたが、今でも仲良くしてもらっています。キレイで気さくな先生は、私から見て理想の女性で、憧れの存在でもあるんです。

そんなＴ先生のオフィスは白を基調とした室内でとても素敵だったんです。特に印象的だったのが、部屋の壁。真っ白で一瞬で心を奪われました。

「いつか私の家もこんな風にしたいな」と漠然と考えていたのでした。

家が変わると、自分も変わりたくなる。

自分もリフォームしたい！

トータルでキレイにしたい！

いつしかそんな気持ちが自分の中で芽生えてきました。歳を重ねてシミや皺が増えることは、それはそれで仕方がないこと。でも、キレイにしていないと自分がみすぼらしく見えてしまう。もっと自分を好きになりたかった。だから、『ファスティング』との出合いは私にとって、とても良いタイミングだったんです。

## 外食とデパ地下がお気に入り！

夫婦で家業を営み、フォトスタイリストや風水心理カウンセラーとしても精力的に活動している私。その他にもお稽古や、カイロプラクティックでの体のメンテナンス等々。とにかく目が回るほど忙しい日々なんです。

だから、どうしても食事は『外食中心』になってしまうんですよね。

でもそれって言い訳かもしれません。

ダイエットに成功する前の食生活はというと……。

朝は基本的にフルーツやパン食が多かったですね。時々ご飯の時もありました。朝食に関しては、今とそれほど変わらないかもしれません。

ささて問題は『昼食』と『夕食』です。

私の『昼食』はほぼ毎日外食。基本一人ランチを楽しんでいました。

夫婦で営んでいる会社は、私達二人の他には3人の従業員だけです。その3人ともが男性なので、私が一緒にランチに行くことはないんです。男性が好む『ガッツリ系のご飯』は苦手なんですよね。そんなわけで、一人、仕事場である渋谷周辺のカフェでランチをするのが楽しみのひとつでした。

私は一人で歩くのが好きなんです。街中の風景を眺めながら写真を撮ったり、可愛い雑貨屋で小物を買ったり。そうやってゆったり自由な時間を過ごすのっていいですよね。

昼間は会社の業務で外に出ることが多くて、主に銀行回りなのですが。そのついでにランチをとる感じでした。月に1回だけはお気に入りの天ぷら屋に行くのがお決まり。カロリーのことはあまり気にせず、食べたいものを食べていました。

仕事しているのか、さぼっているのかわからないような感じですけど、まあこれが自営業の特権ということで。

そして『夕食』ですが……。

私に限らず、働く主婦は大変なんです！　本当に時間がない。１日が24時間しかないのが信じられないくらいに。

仕事を終えて、疲れ切って帰る途中で夕飯の献立を考えるのが、億劫《おっくう》で仕方がなかったんです。

「今日の夕飯、何にしよう？」

「食材を買って帰らないと」

「冷蔵庫に何が入っていたっけ？」

「お米も炊かないと」

そんなことを考えるのが面倒くさくて、思いついたこと。

「そうだ、デパ地下に行こう！」

デパ地下でお惣菜を買ってしまうと、食事の支度がすごく楽になるんです。『できたもの』を買うという罪悪感が多少はありましたが、便利さには勝てません。家でも一品くらいは作っていましたけど、『焼くだけ、混ぜるだけ』といった簡単なものだけ。疲れていた時は、全部デパ地下のお惣菜で、それをお皿に移して出していました。

デパ地下でよく買っていたメニューは、グラタン、ハンバーグなど洋風のものが多かったですね。あとはサラダ系なども。色とりどりの野菜の上にローストビーフがのっていて、食欲をそそるんですよ。

反対に意外と買わなかったのは揚げ物ですね。汚れるし、面倒という理由で、家では揚げ物は作らなかったので、たまに買って食べると「やっぱり美味しいな」とは思っていましたけど。

頭の片隅で「揚げ物は太る」という気持ちがあったんでしょうね。

夫は外ではあまりお酒は飲まないのですが、家ではワインを好んで飲んでいます。それもあって、ワインに合うおつまみ系のおかずが大半を占めていたんです。チーズとかバゲットもよく食べていました。作るのも買うのも『イタリアン風洋食』がメインでした。そういえば、私、イタリア料理を習いに行ったこともあるんですよ。

近くで一人暮らしをしている息子が帰ってくると、いつも言われるんです。「うちのご飯はおつまみばかりだ」って。確かにそうでしたね。

平日の食事は大体こんな感じでした。休みの日も朝は同じで、昼はたまに作るか外食。夜もほぼ外食で、行くお店は決まっていました。寿司屋、イタリアン、ソバ、中華など。昼に行った店に夜も行くこともしばしば。まるで『私の食堂』状態。夜に外食に行く時は、昼は簡単にお弁当を買って済ませていました。それくらい作れと言われそうですね。

最寄りの駅の周辺は飲食店がたくさんあって、外食には困らないんです。特にここ数年は新規のお店が増えてきました。夫婦そろって外食好きの身としては、新しいお店を開拓したくなるんです。今日はあっち、明日はこっちといった風に。

振り返ってみると、私の食生活のほとんどは外食とデパ地下で形成されているんだなと実感しました。健康にいいわけないですよね。

## お酒とコーヒーと甘いもの

ダイエットとお酒って、切っても切れない関係ですよね。私も以前は夫と一緒に飲んでいたんです。二人でワインのボトルを空けていました。夏は冷えたビールが最高でしたね。

それが、今から5、6年前に突然飲めなくなってしまったんです。沖縄に行く飛行機の中で当然のごとくお酒を飲んでいたんですが、沖縄に着いて飛行機を降りる時になるとなぜか二日酔い状態。とにかく頭が痛くて痛くて。翌日、外食した時にお酒を飲んだら、また同じ状態で具合が悪くなってしまったんです。

それ以来、種類に関係なくアルコール全般がダメ。すぐに頭が痛くなってしまうのでお酒は飲まなくなりました。ダイエットにとっては結果的によかったなと思っています。

お酒が飲めなくなってしまったので、専ら家ではノンアルコールビールやコーヒー。特にコーヒーははまりすぎて、バリスタを目指したほど。まず目覚めにコーヒー、午前中はスタバで買って飲みながら仕事、ランチに行けば食後のコーヒー、帰ってきて「ほっと一息」の1杯。そんな具合でしたが、ひどい時は夜寝る前にも飲んでいたくらいです。

当然ながら、飲み過ぎて胃に負担がかかるんですよ。コーヒーに含まれるポリフェノールには抗酸化作用があるので、シミやシワ、肌あれなどの肌トラブルや、生活習慣病の改善が期待できるといわれていますが、飲みすぎには注意ですね。

それから当時はアイスコーヒーとか冷たい飲み物をよく飲んでいた気がします。今はよっぽど暑い時にしか冷たいものは飲まなくて、基本ホットドリンクです。体が冷えるのはよくないですからね。その頃も一応ダイエットを気にして、コーヒーに砂糖は入れず、豆乳割にしていました。それは今でも変わらない習慣で、カフェで豆乳がなくてもミルクを入れて飲んでいます。
甘いものはそれほど食べていなかった気がしていましたが、いざ思い返してみると、チョコレートはよく口にしていました。仕事で疲れて帰ってきた時なんかは
「疲れた時には甘いものがいいよね」
なんて自分に都合のいい理由をつけてはチョコレートをつまんでいたんです。チョコレートには砂糖がたっぷり使われていますから、これもよくなかったですね。

## 疲れがとれない

『ファスティング』と『食療法』を経験して、現在ではすっかり心身ともに健康になった私ですが、以前は常に体調不良でした。

私の1日のタイムスケジュールは、朝は6時に起きて、夜は11〜12時くらいにはベッドに入るので、睡眠時間はそれなりに取れていました。元々寝つきは悪くなく、ベッドに入

ればすぐに寝ることができていたのですが、朝の目覚めは最悪でした。

朝、起きた時に目は覚めているのですが、足がパンパンに浮腫んでいて痛いんです。ベッドから床に足をつくと、足の裏が浮腫んでいるのがわかりました。生活習慣、運動不足、ストレス等々、思い当たる原因はたくさんありました。体の流れが悪く、老廃物が溜まっていたのだと思います。

運動不足と言えば、私は体のメンテナンスのために月に2、3回ほどカイロプラクティックに通っているんです。そこの先生から常々「あなた、痩せないと危険よ」と言われていました。「血管によくない」らしいんです。

当時の私は身長が身長１４８センチ、体重が60キロくらいで、自分でも「痩せたほうがいい」とは感じていました。

血圧はそんなに高くはないのですが、慢性的な運動不足で太っていたんです。私が通うカイロプラクティックの先生は、ただ施術をするだけでなく、「この運動がいいから、やってくださいね」と親身にアドバイスをくれる人なんですよ。教えてもらった運動は簡単なものなんですが、どうにも息が上がってしまい……。

仕事中も体がだるく疲れがとれなくて困っていました。以前は栄養ドリンクを毎日食べるように飲んでいたものです。朝と晩に2回は飲んでいました、栄養ドリンクが切れるとすぐにわかるんですよね。飲まないと体がすごく辛くなるんです。なくなると不安で、いつも買い置きしていました。今でもその時、買い置きしたものが冷蔵庫に残っているけど、全然なくなる気配がないんですよ。最近は、本当に忙しくて、気合を入れたい時にしか栄養ドリンクは飲まなくなりました。

それから、栄養ドリンク以外にもサプリメントの類も飲んでいました。ビタミンC、鉄分、他にも外国の博士が作ったものがいいと人から勧められれば、飲んでみました。「何かがいいよ」と言われれば、全部試してみたくなる性格なんです。

そういえば、ちょっと思い出したことがあります。栄養ドリンクで誤魔化しながら生活していた私ですが、鰻を食べた時だけはすごく元気になったんです。鰻はビタミン・ミネラルなどが豊富で、栄養価が高くバランスに富んでいるため、優れた食品と言われているからですね。やっぱり、鰻パワーってあるんだなと実感しました。

## 頭痛で目がチカチカ

どんよりとした天気で低気圧の時に症状が出る『片頭痛』。

女性の皆さんなら、一度は経験したことがある人はいるのではないでしょうか?

私自身も昔から頭痛持ちでした。市販の頭痛薬をいつも持ち歩いていないと、不安で仕方なかったんです。服用する頻度は、多い時は毎日に近かったと思います。箱で大きいサイズの薬を買ってもすぐになくなってしまうんです。鎮痛剤の影響で体が冷えるし、胃にも負担がかかるので、いいことなんて全くないんですよね。

あまりに頭痛が酷くて病院にも行きました。市販薬では効かなくなってしまって。お医者さんから鎮痛剤を処方してもらうことにしました。

その時「緊張した状態がほぐれた時に、頭痛の症状が出る」といった説明を受けました。後になって自分でも調べてみたのですが、片頭痛のメカニズムは完全には解明されていないようなんです。収縮した血管が拡張した時に血管のまわりの神経を刺激するからとの説もあるようです。

私の場合、最初に『目がチカチカ』する症状が出るんです。上手く説明できないのですが、視野の中に『ギザギザした光』が現れて広がっていく感じでした。その後に頭が痛くなって、ものが見えにくくなっていきます。症状が出ると車の運転もできないので困ったものです。

この『目がチカチカ』する症状のことを『閃輝暗点(せんきあんてん)』と言うみたいですね。どうやら片頭痛の前兆として現れる視覚障害と言われています。チョコレート・チーズ・

ワインなどを飲食すると、それが引き金となり症状を誘発するらしいです。

お医者さんからは、「薬は早めに飲まないと効かない」と言われていました。つまり『目がチカチカする症状』が出たらすぐに飲まないといけないんです。頭痛が出てからでは薬を飲んでも効かないし、出先で症状が出ると本当に困りました。これといった治療法もないようで、病院に行ったところで治るわけではなく……。

「私、このまま一生薬を飲み続けないといけないの？」

「痛みだすと、動くのも辛い」

「予兆が出たら、すぐ飲まないと効かない」

「飲んでも時間が経たないと頭痛は治まらない」

本当にどうしていいかわからず、一人悩んでいました。

ふと、「いつからこんなに頭痛が続くようになったんだろう？」と考えてみたところ、それは恐らく夫の父親が亡くなった頃だったのではと思い当たりました。

父親が亡くなり、夫が社長として家業を継ぐことになった頃は、毎日が目まぐるしく過ぎていきました。とにかく忙しくて、私も慣れない業務に振り回されてストレスが溜まっていた気がします。あの頃は心に余裕が全くなかったんです。

## 自己流ダイエットのお話

若い頃から数多くのダイエットや健康法を試してきました。ダイエットのために高いお金を出してエステに通っていた時もありましたね。

私のダイエットはほぼ自己流で、

「こうすれば、絶対痩せるはず！」

「これはきっと体にいい気がする」

といった思い込みダイエット、思い込み健康法だったと今では思います。

バナナダイエット、水だけダイエット、ゆで卵ダイエット等々。数えきれないくらいのダイエットを経験しました。

若い頃は、代謝がよくてダイエットをしても簡単に結果が出るから、体重が減ると嬉しくなって外食に行き食べ過ぎる。またダイエットして外食に行ってのまさに悪循環。体重が減っている時は嬉しいけど、「食べられない」って楽しくない。楽しくないダイエットは続かないんですよね。

でも、ここ何年間は若い頃と同じダイエットをしても思うような結果が出なくなったんです。痩せないことに焦った私は『ある失敗』をしてしまったんです。

それは数年前のこと。前に成功した『葉っぱと水のダイエット』をすることにしたんです。過去の成功体験から上手くいくような気がしたんです。

『葉っぱと水のダイエット』とは、その名の通り『水と葉物野菜』だけを食べるダイエット。その当時は思いませんでしたが、ダイエットってほんと偏ったものが多いですよね。

鍼灸の先生がやっていたダイエットなので信頼していたんです。毎日お水と『レタス・キュウリ・キャベツ』を自分の拳分くらい食べていました。味がしないのは嫌だったので、少しだけドレッシングはかけていました。

「葉っぱだけじゃ、飽きてくるな」

「でも、これできっと前みたいに痩せるはず」

「やった！　痩せてる。ご褒美に美味しいものでも食べよう」

そして外食に行って食べ過ぎて、太る。そしてまたダイエット。こんなことを何度か繰り返していたら、『ボロボロ』になりました。

「何が？」って言うと、肌は『カサカサ』、髪の毛は『パサパサ』の酷い有様。

鏡に映った自分の姿が一気に老け込んでしまったんです。

本当に私は勘違いしていました。若い頃と同じことをしたって、上手くいくはずないのに……。そのことに気づかなかったなんて。今でも後悔している出来事でした。女性にとって髪と肌は死活問題ですからね。

## スキンケアにはお金をかけていました

そんな自己流ダイエットや思い込み健康法を繰り返したせいで、『カサカサ』の肌になってしまったこともあり、スキンケアには力を入れていたんです。

スキンケアに関しては、私と同世代の50代の女性なら共感してもらえることが多いのではと思っています。もう歳が歳なので、『シミ・皺・たるみ』等々それなりに肌トラブルはありますよね。なので以前は化粧品にはお金をかけていたんです。デパートのコスメカウンターの常連で、お高めの基礎化粧品をライン使いしていました。

「化粧水の後は美容液も使ったほうがいいかしら?」

「乳液の上からクリームも塗ったほうがいいわね」

「それから寝る前にはパックもしなくちゃ」

それくらいしないと「全然効かない」って思い込んでいたんです。

元々は乾燥肌で、しっとり系の化粧水でないとダメだったし、スキンケアには『時間』も『お金』もかかっていましたね。肌の調子が悪いのは年齢のせいだからと、諦めていたところもありました。

でも今思い返してみると、原因はあったんです。外食中心の食生活、仕事やプライベートでのストレス等が肌にも悪影響を与えていたのではと思います。

## 鬱や不定愁訴に苦しんだ日々

ここで私の家族について少しだけお話しさせてください。

まずは家族構成。私58歳、夫61歳、それから2匹の猫ちゃん達と暮らしています。

一人息子は29歳独身で、去年独立しました。とは言っても一人暮らしの部屋は歩いてすぐのところ。今でも仕事帰りに寄って、ご飯を食べていったりしています。「母親の手料理が恋しいのかしら？」なんてね。

私達夫婦が住んでいる自宅は元々は二世帯住宅だったんです。私はお嫁に来た時から、ここでずっと生活してきました。1階が夫の両親で、私達は2階に。同居とは言っても、一緒なのはお風呂と洗濯機だけで、生活スペースは分かれていました。

夫の実家は代々続く老舗の文房具屋。店は戦前から続いています。現在では文具の通販だけを専門に扱っていて、主に企業に納品したりしています。店舗はすでに畳んでしまいました。

私は嫁いでから、ずっと夫婦一緒に家業の仕事をしてきました。会社で一緒、家でも一緒。この状態どうですか？　想像できますか？　私だって新婚の頃は「いつも一緒にいれて嬉しい」なんて可愛く思っていましたよ。それでもストレスは溜まるんです。一人の時間はやっぱり欲しい！　そんな時は仕事帰りにデパート巡り。買い物しまくって帰ってくるんです。

いくつもの買い物袋を抱えて帰ってくる私を見ても夫は何も文句は言いません。

「ご主人、スマートで優しそうでいいわね」

なんてよく言われるけど、確かにその通り。あれ？　もしかしてお惚気ですか？

夫は私がやりたいことはやらせてくれます。ダイエットすることにも全く反対はしませんでした。そんな夫には日々感謝しているんですよ。言葉に出すのは恥ずかしいですけどね。私がダイエットを始めると協力してくれるし、文句も言ったりはしません。ダイエットをすると必然的に外食の回数は減っていき、夫の体重も減っていく。夫が健康的になって、体調が良さそうにしていると私も嬉しくなります。

家業は夫で4代目。ゆくゆくは息子に継いでもらえればと、夫と二人で話していたりするんですけどね。今、息子は私達の会社とは別のところで働いています。違うところで働いたほうが息子にとっても学ぶことが多いはず。私は息子には外の世界を知って、いろんな経験をしてほしいと思っているんです。学校を卒業して、うちの会社にすぐ入ってしまったら、きっと息子は伸びない。もっと成長した姿を見せてくれることを期待しています。

それから今は亡き夫の両親。母は9年前に、父はそのもっと前に亡くなりました。父が病気になり入院していた頃、母はアルツハイマー型認知症を発症していたんです。仕事をしながら、両親の介護をして、本当にあの頃は大変でした。特に母は目が離せないし、夜も十分には眠れない日々が続きました。

そういえば、こんなこともありました。

母が認知症になってからのことです。

ある日、フラーっと外へ出て行った母が大量のメロンを買ってきたんです。しかもその日だけではなく、何度も同じものばかり買ってきてしまうんです。その頃は二世帯住宅の1階に母が住んでいたのですが、1階はそこら中、メロンだらけになってしまいました。部屋はメロンの匂いが充満してしまい、私達家族が暮らす2階にまでその匂いがすごかったんです。

それが原因で私はメロンが苦手になってしまったんですよね。子供の頃はメロンが大好きだったのに。これは私の想像ですが、母が子供の頃と言えば、メロンは高級品で簡単に食べられるものではなかったと思うんです。その子供時代の記憶が残っていてメロンを買ってきてしまったのでは?

結局メロンは苦手になってしまいましたが、スーパーでメロンを見かけると、大変だった介護や母の面影を思い出し懐かしくなりますね。

その後、母を老人ホームに入れましたが、毎週1回は会いに行っていました。でも、母を老人ホームに入れたことで、親戚から心ない言葉を浴びせられることが増えました。

「どうしてホームに入れたりしたんだ?」

「ちゃんと家で介護をしたほうがいい」

悪気はなかったのかもしれませんが、その時はまるで責められている気分でした。私だけでなく、きっと夫も苦しんでいたと思います。夫は一人っ子。夫婦二人っきりだから、相談できる相手が誰もいなかったはず。

その頃から、少しずつ体調に変化が現れてきました。

何を食べてもアレルギー反応が出てしまうんです。両親の介護、親戚関係の問題に苦しみ、鬱状態になってしまったのでした。

自分でも初めての体験にすごく動揺したことを覚えています。

いきなり朝が起きられなくなったのが最初でした。それから、びっくりするくらいの汗の量。「これ何だろう?」ってくらいに汗が噴き出てきたんです。まるで頭からバケツの水を被ったかのように髪の毛がびしょびしょになってしまった時は本当に困りました。

「私一体どうしたんだろう?」

と不安になったのを覚えています。

# 東京と沖縄、二拠点生活

介護問題、親戚との軋轢に苦しみ、鬱と不定愁訴に悩まされる私でした。

そんなある時、夫から思いがけない提案をされたんです。

「今度の連休に沖縄に旅行しよう！」

「あんまり気が進まないんだけど……」

「いいから、とにかく行こう！」

「沖縄って言っても、どこら辺なの？」

「西表島《いりおもて》だよ！」

正直、具合は悪いし全然行きたくなんかなかったんです。夫に半ば無理やり連れて行かれたってところでしょうか。

「こんなに強引な人だったかしら？」と思ったものです。西表島に向かう道中もずっとネガティブな思いを抱えていました。

「どうしてこんなところに連れて行こうとするの？」

「体調は最悪だし……」

「しかも何で西表なのよ」

こんな具合に強引な夫に対して不満タラタラでした。

飛行機に乗る前も、乗ってからもずっと「行きたくない」。

西表島に行くには石垣島から船に乗って40分くらいかかるんですが、船に乗ったら増々気分が悪くなってしまって。もちろん景色を楽しむ余裕なんて全くありませんでした。ずーっと機嫌が悪いまま。半分怒って、半分泣いている感じでしょうか。

西表島に着いても私の機嫌は直ることはなく、一緒に来ていた息子だけは心配そうにしてくれていました。

夫はというと相変わらずマイペースでホテルに着くと
「海がキレイだし、ちょっと散歩しよう」
と私を誘ってきたんです。気は進みませんでしたが、渋々付き合うことに。
親子3人、砂浜をゆっくりと歩いているうちに私の気持ちも少しは落ち着いてきました。裸足で砂浜を歩くのが気持ちよくて、いつの間にか
「いい気分転換にもなるし、沖縄も悪くないかな?」
と不機嫌な気持ちは消えていました。

それからは年に2回くらいは西表島に行くようになったんです。西表島だけでなく、石垣島にも行くようになりました。
そんな生活を何年か続けていたのですが、今から9年前の2011年からは沖縄に家を借りることにしました。それまでは沖縄に行く時は、毎回ホテルに泊まっていたので、家を借りてしまったほうが経済的にもいいと思ったんです。

そんなこんなで東京、沖縄二拠点生活が始まったのでした。

月に1回、4泊5日が基本になります。夏休み冬休みはもう少し長めに行っている場合が多いですね。沖縄にできたもうひとつの自宅で過ごすようになって、気持ちがより一層安定してきたのを実感しました。

ここにいると誰かからの訪問も電話も全くありません。テレビすらないんです。何もすることがなくても、ただ海をぼんやりと眺めているだけで気持ちがいい。いつまで経っても飽きることもないし、日常を忘れられて、非日常の中に身を置ける大切な場所。私にとってはいい気分転換になっているのでしょうね。

食事は、朝はヨーグルト、サラダにフルーツ。

昼、夜は基本的には外食。良い先生を見つけて『沖縄料理教室』に通ったり、良い食材があるので、自分でも作ってみたりと楽しく過ごしています。現地でお友達や知り合いも少しずつできてきたので、私の得意分野の写真の講座を開いたりもしているんです。

よくよく考えたら、今流行りの生活をずっと前からしていたんですね。

あの時、夫がどうして西表島を選んだのかは未だに謎のままです。
夫は西表島にインスピレーションでも感じたのかしら？

長々と書いてしまいましたが、私の話はひとまずここまでということで。
私が自分のことをここまでさらけだしたのは、『幸せな今』があるのは、『辛かった時期』があったからこそということを知ってもらいたかったからなんです。

では、次の章からは『ファスティング（断食）』についてお話しさせてもらいますね。

# 第2章

## 『ファスティング』で心も体もスッキリ!

# 断食の雑学

皆さんは『断食』という言葉にどんなイメージを持ちますか？

「飲み食いが一切できない」

「辛くて苦しい」

「修行もしくは苦行？」

といったところでしょうか？

私が実際にイメージしたのもそんな感じでしたね。様々なダイエットを経験してきた私の中で、「ダイエットは楽しくないと続かない」という考えは常にありました。だから正直なところ「私にできるのかな？」と思っていたんです。

断食の歴史は古く、紀元前から行われていたと言われています。元々は宗教的行為としての役割を担っていたそうです。キリスト教、仏教、イスラム教、ヒンズー教などの宗教において断食は精神修行として行われていました。

断食とは一定の期間『飲食行為』を絶つことと一般的には言われています。しかし断食という表現には、特定の食物を摂らないことや、食物は絶つが『水分は摂ってもいい』なども含まれます。

最近では断食のことを『ファスティング』という言葉で表現したりすることもありますね。『ファスティング』というと言葉の響きがとても軽やかに聞こえますね。

ファスティングとは断食のことなのですが、

「私、断食を始めることにしたの」

「私、ファスティングを始めることにしたの」

では、随分と雰囲気が違いませんか？　そう思うのは私だけかな（笑）。

断食は無理だけど、ファスティングなら私にもできそう。それになんだか楽しそうでお洒落な感じですよね。あくまでイメージなんですが。だから私はあえて『ファスティング』という言葉を使っているんです。

『断食』のことを英語にした『ｆａｓｔｉｎｇ（ファスティング）』という言葉。『ｆａｓｔ』から連想する言葉としては朝食の『ｂｒｅａｋｆａｓｔ（ブレックファースト）』がありますね。この語源は『ｆａｓｔ（断食・絶食）』を『ｂｒｅａｋ（破る・切断する）』という意味からなんです。人は夜に寝て、朝に起きるまで『断食（ファスティング）』状態になります。その『断食（ｆａｓｔ）』を最初に『破る（ｂｒｅａｋ）』するのが朝食ということです。

そう考えると、私たちも常に断食をしているってことですよね。何だか急にファスティングが身近に感じてきませんか？

ルーツは宗教における修行の一環だった『断食』。

現在の日本では、宗教的な意味合いはなく、健康目的で断食をする時に『ファスティング』という言葉が使われています。私自身はダイエット目的に始めたファスティングですが、それ以外にも様々な効果があるんですよ。

## ファスティングにはどんな効果があるの？

「とにかく痩せたい」

「目に見える結果を出したい」

「でも楽しくないのはイヤ」

ダイエット目的でファスティングを始めることを決意した私でしたが、ダイエット効果の他にも健康や美容面においても様々な効果があることを知りました。

フランスではファスティングは『メスのいらない手術』とまで言われているそうです。

ファスティングをすると一定の期間、飲食行為を絶つことになります。その間、人間の体は消化吸収をしない状態が続くので、自然と体内に蓄積された有害な毒素を排出してくれるんです。固形物を食べない日をつくると、腸が若返ることができます。

つまり『身体の内側からスッキリ、リセット』できるってことなんですね。

それでは、具体的にファスティングの効果をいくつか挙げていきたいと思います。

●ダイエット
ファスティング期間中は消化に使われていたエネルギーが抑制され、代謝が活発になるため、痩せやすい体になります。

●内臓機能の向上
疲れた内臓を一定期間休ませることで、内臓機能が回復します。

●デトックス効果

代謝が上がることによって、排出する機能が高まります。この「排出する力」によって体内に蓄積された有害な毒素が排出されます。

●腸内環境の改善

胃腸を休ませリセットすることで、胃腸の働きが活性化され、便秘などの症状も改善されます。

●免疫力の向上

腸内環境が整うと、善玉菌が活発化し免疫力が向上します。

●味覚が敏感に

体の機能が活性化することで味覚が敏感になり、食の好みが変化します。

●美肌

体内の毒素や老廃物が排出され、デトックス効果があるため、肌がキレイになります。また、腸内環境が整うことでニキビや肌荒れの改善に期待できます。

これらの健康、美容面における効果以外だけでなく、脳の疲労回復による集中力アップや意識改善などの効果もあります。

## ファスティングの種類

実はファスティングには様々な種類があるってことを知っていますか？
ここでは私が行ったファスティングとは別にいくつかご紹介させていただきますね。

●半日ファスティング

初心者向けのファスティングです。ファスティングを試しにやってみたい方、ファスティングは初めてという方、食べることを我慢できるか不安な方などは、まず半日ファスティングから始めてみてはいかがでしょうか。

方法は簡単です。その名の通り、食べない時間を17時間つくればいいんです。スタートは夕食を食べてからです。例えば夜7時に夕食を食べた場合は、17時間後の翌日昼には食事ができます。つまり翌日の朝食だけを抜けばいいということですね。どうでしょうか。朝食を抜くだけで、半日ファスティングができてしまうのなら抵抗は少ないのでは？

気をつけたいのが半日ファスティングの最中は、最低限必要な水分と塩分は摂るということです。水は1リットル摂ったほうがいいです。経口補水液だと塩分も摂れるので、取り入れてみるのもいいかもしれませんね。ファスティングでは基本的にカフェイン飲料はダメです。

半日ファスティングが終わったら、胃腸に優しい消化の良い食事を心掛けましょう。お粥、味噌汁などあっさりした食事で徐々に戻していくのがオススメです。

●味噌汁ファスティング

ファスティング中に味のあるものを欲してしまう人には向いているかもしれません。これは具なしの味噌汁だけで何日間かを過ごすファスティングです。私は味噌を手作りしたことがあるので、この味噌汁ファスティングには興味が湧いてきました。用意するのは味噌だけで簡単、手軽に始められるのもいいですね。

しかも味噌汁ファスティングには期待できる効果があるんです。

発酵食品である味噌には、食物繊維やビタミン、ミネラルなどの栄養素が含まれているので、胃腸を休める効果などに加えて、高いデトックス効果や腸内環境を整える効果が期待できます。整腸効果によりお通じが良くなり、美肌効果もあるので、女性には嬉しいですね。

また、水だけのファスティングと比べると、満足感が高いので続けやすいと思います。

味噌汁ファスティングのやり方としては、まずは味噌を用意してください。赤味噌、白味噌、合わせ味噌などお好みで大丈夫です。その日の気分で味噌の味を変えると飽きがこなくて飲めると思います。

お椀1杯の味噌汁を1食分だけ置き換えることから始めてみてください。

1日のうち、昼食だけ、もしくは夕食だけを味噌汁で過ごして、慣れてきたら2食分の置き換えにチャレンジしてみるのもオススメです。ファスティングの期間は最大で3日間に留めておきましょう。

ファスティングが終わった後は半日ファスティング同様に消化に良いお粥などから食べて体を慣らしてください。

●ヨーグルトファスティング

断食というと『水分しか取らない』や『固形物を食べない』などのイメージが強くありませんか？

数ある断食の中でも、このヨーグルトファスティングは始めやすいと思います。水分しか摂れない断食に比べると、固形物であるヨーグルトを食べられるので空腹感も少ないのではないでしょうか。

「食べられないなんて辛すぎる」そんな人に向いていますよね。ヨーグルトは身近な食材で、スーパーやコンビニ等でも簡単に手に入れることができるのも魅力ですね。それにヨーグルトには乳酸菌がたくさん含まれているので、摂取することで腸内の善玉菌を増やし、腸内環境を整えることもできるんです。

では、ヨーグルトファスティングで用意するものについて説明します。ヨーグルトの種類には気をつけて購入すれば大丈夫です。

・ギリシャヨーグルト

普通のヨーグルトの約3倍のタンパク質が含まれています。そのため、筋肉量を維持して痩せられる効果大です。『無糖』のものを選んでください。

・野菜ジュースもしくは野菜スムージー

ヨーグルトだけでは足りないビタミンやミネラルを補います。野菜から摂れる食物繊維で腸内環境がより整います。

・水、ノンカフェインのお茶、炭酸水

ヨーグルトや野菜ジュースの他に、水分はしっかり摂る必要があります。水やノンカフェインのお茶でも問題ないですが、炭酸水がオススメです。炭酸水にはデトックス効果があるのでダイエットには効果的です。

用意するのは以上の3点だけです。どれも簡単に手に入るものばかりですよね。
それでは続いてヨーグルトファスティングの方法になります。

ヨーグルトファスティングでは、食事の代わりに無糖のギリシャヨーグルト100〜200gと野菜ジュース（野菜スムージー）200〜300mlを毎食ごとに摂るだけです。このメニューを朝・昼・晩の1日3回を2日間続けます。もし、お腹が空いた時は間食でヨーグルトを食べることもできます。水分補給も忘れずに、水やノンカフェインのお茶、炭酸水を飲んでください。

2日間のヨーグルトファスティングが終わった後は半日ファスティングや味噌汁ファスティング同様に消化に良いお粥などから食べるのがいいです。
断食は1日からでも十分に効果があるので、2日間の断食に不安がある場合は1日断食から挑戦してみるのもいいかもしれませんね。

●プチファスティング

断食に興味はあるけど、本格的なのにはちょっと抵抗がある人にオススメなのがプチファスティングです。これから紹介する断食は3日間で終了します。平日は仕事で忙しい人も週末の金土日を使って実践できるのではないでしょうか。

プチファスティング（3日間）のスケジュールは次の通りです。

・1日目

【朝食】普段の食事　【昼食】普段の食事　【夕食】普段の半分量の食事

・2日目（断食当日）

【朝食】なし　【昼食】なし　【夕食】回復食（お粥などの消化に良い食事）

・3日目（最終日）

【朝食以降】普通食（向こう1週間は「粗食」を心掛けるのが良い）

このようにプチファスティングでは、2日目の朝食と昼食を抜くだけで、夕食には『回復食』を食べることができるんです。

また、食事を抜いている時も水とノンカフェインのお茶は飲むことができます。水分補給は積極的に行いましょう。

断食を成功させるには『回復食』が重要な役割を果たします。ですから断食終了後は断食した日数と同じくらいの『回復期間』を設ける必要があります。断食後にいきなり『しっかりした食事』をしてしまうと、内臓がびっくりしてしまうんです。

消化器官にも負担がかかるので、お粥や煮物などの消化に良い『回復食』が良いと言われています。

3日目以降は普通の食事になりますが、断食後は普段より吸収がよくなっているので注意する必要があります。断食後1週間くらいは、揚げ物や肉料理は控えたほうがいいですね。せっかく断食したのに効果が半減してしまったら元も子もないですから。

## 私が行った酵素ファスティング

ここからは私が実際に行ったファスティングについてお話しさせてもらいますね。私は『酵素ジュース』を使った『酵素ファスティング』を最初はダイエット目的で始めたんです。断食の期間は3日間で、その間は酵素ジュースを飲んで過ごします。もちろん酵素ジュース以外に水分補給は必要です。この3日間の断食に入る前に準備期として2日、後にも回復期として2日の日程を設けます。断食の3日間と合わせると7日間かかることになります。準備期と回復期については、200〜201ページに掲載した私が撮った食事の写真と一緒にご覧ください。

酵素ファスティング1週間のメニューは次の通りです。

●準備期（1日目）

【朝食】

・白湯

・桃

・スムージー（小松菜、バナナ、キウイフルーツ、甘酒、豆乳）

【昼食】

・寝かせ玄米ゴマかけ

・ぬか漬け（大根、ナス、ニンジン）

・冷奴（トマト、ミョウガ、ネギのせ）

・みそ汁（重ね煮※、サツマイモ、こんにゃく）

・麦茶

・ブドウ、ブルーベリー

【間食】

・無塩ナッツ

・豆乳ラテ

【夕食】

・みそ汁（重ね煮、サツマイモ、こんにゃく）

・納豆（ネギ）

・ナスとトマトとキノコとタマネギと卵の炒め物

・ぬか漬け（キュウリ、ナス、ニンジン、大根、ラデッシュ）

・麦茶

・ブドウ

※重ね煮（ニンジン、キノコ、タマネギ）の詳しいレシピは75ページをご参照ください。

●準備期（2日目）

【朝食】

・白湯

・スムージー（小松菜、バナナ、キウイフルーツ、甘酒、豆乳）1日目と同じ

【昼食】

・寝かせ玄米

・ぬか漬け（キュウリ、ミョウガ、ラデッシュ）

・味噌汁（こんにゃく、厚揚げ、小松菜、ブロッコリー、重ね煮）

・スイカ

・麦茶

【間食】

・ナッツ

・スイカ

・ソイラテデカフェ

【夕食】

・味噌汁（こんにゃく、厚揚げ、小松菜、ブロッコリー、重ね煮）

・ぬか漬け（キュウリ、ミョウガ、ラデッシュ）

・揚げ浸し（ナス、ししとう、マコモダケ、カボチャ、ピーマン、インゲン豆）

・麦茶

●断食（3日目・4日目・5日目　すべて共通）

【朝食】

・白湯

【朝食】～【昼食】～【夕食】（飲んでいいのは夜8時まで）

・1日かけて酵素ジュース500ml×4本

・他にノンカフェの水分など

●回復期（6日目）

【朝食】

・スッキリ大根※（大根を昆布出汁で煮たものと出汁を飲む）

【昼食】

・オクラ、納豆、長芋、キュウリ、アボカド、シソ、トマト、ゴマ、塩麹のサラダ

・水分

【夕食】

・具たくさん味噌汁（小松菜、レンコン、厚揚げなど）

・ぬか漬け

・水分

※スッキリ大根の詳しいレシピは71ページをご参照ください。

●回復期（最終日）

【朝食】

・オクラ、納豆、長芋、キュウリ、アボカド、シソ、トマト、ゴマ、塩麹のサラダ

・水分

【昼食】

・具たくさん味噌汁（小松菜、レンコン、厚揚げなど）

・ぬか漬け

・水分

【夕食】

・オクラ、納豆、長芋、キュウリ、アボカド、シソ、トマト、ゴマ、塩麹のサラダ

・水分

最初の2日間（準備期）は、私が実践している『まごわやさしい生発酵』の食事法によるメニューになります。詳しくは第3章で説明しますね。ここで大切なのは『魚・肉』（タンパク質）は抜くということです。

その後、3日間の断食期間中は酵素ジュースの原液を水で割ったものを飲みます。量としては1日にペットボトル（500ml）4本ほどになります。それにプラスして水分補給も必要です。水かノンカフェインのお茶なら飲んでもいいので、私はルイボスティーを飲んでいました。

3日間の断食を終えた翌日（回復期）の朝は『スッキリ大根』という大根を昆布出汁で煮たものをスープと一緒に食べます。少しの梅干しなども食べても大丈夫です。この食事で宿便を出して腸をスッキリさせることができるんです。これがとにかく強力でまさに『天然の下剤』。

このスッキリ大根のレシピはこちらです。

【スッキリ大根】

●材料…大根1／3本、出汁昆布、梅干し

〈作り方〉

1　大根を短冊切りにする。

2　鍋に大根と出汁昆布、2リットルほどの水を入れる。

3　大根が柔らかくなるまで、弱火で約40分煮る。

4　梅干しの種を取り除き、たたき梅にしておく。

スッキリ大根ができたら、まずは柔らかくなった大根をよく噛んで食べてください。大根の茹で汁はたたき梅と一緒に300mlほど飲み干します。

このスッキリ大根は煮汁と梅干しを混ぜて塩分濃度を上げることで、生理食塩水に近い濃度になることで水分が腸から吸収されず排泄されます。個人差はありますが、食後

10分～1時間くらいで便意をもよおします。トイレが続くので、外出は控えたほうがいいです。

お昼くらいからは、お粥、生スムージー、味噌汁、ぬか漬け、梅干し、ゴマなどを徐々に摂っていきます。準備期と同じで、『魚・肉』（タンパク質）は摂らないでくださいね。回復期の食事はすごく身体に沁みるんです。大げさではなく身体中に染み渡っていくようでした。

この『酵素ファスティング』を私はもう1年近く続けています。行うペースは月に1回ほど。1か月の間で、どこでやるかは特に決めてはいません。「できる時にやる」で私はいいと思っています。無理をしても意味がないし、楽しくないと続かないんです。私も断食をしていても外食に行ったりもするし、楽しむことが大切ですよね。

最近では月曜だけ断食をする『月曜断食』なんてものも聞いたことがあります。かく言う私も忙しい時には『1日だけの断食』をする時もあるんです。外食が続いてしまい、何だか体が重くて辛くなった時に1日だけ断食をやってみたんです。主に仕事が休みの日などを使っていますが、それだけで不思議と内臓がスッキリして楽になるんです。

1日断食の時には準備期も回復期もありません。ただ次の日からは普通にガッツリは食べないようにはしていますけどね。翌日の朝は固形物を食べないで、スムージーとかフルーツが中心。お昼からは準備期で食べるような『まごわやさしい』の食事を心掛けています。スケジュールの都合などで、3日間の断食ができない方にはいいかもしれません。

## 重ね煮について

準備期の食事メニューのひとつに味噌汁があります。その味噌汁の具材として入れている『重ね煮』について説明します。

重ね煮とは、砂糖も化学調味料も使わない煮物のことです。素材を一定の順序で、層になるように鍋の中で重ねていきます。これに火を加えることで、本来、野菜が持っている自然の『うま味』を最大限に引き出すことができます。

重ね方の順序は次の通りです。

1　キノコ類・海藻類…こんにゃく、糸こんにゃく、シイタケ、干しシイタケ、エノキ、シメジ、エリンギ、ひじき、昆布、など
2　果菜類…ナス、トマト、ズッキーニ、豆類（油揚げ、高野豆腐）
3　葉菜類…キャベツ、白菜、長ネギ
4　いも類…ジャガイモ、里芋、サツマイモ、カボチャ
5　根菜類　大根、タマネギ、ニンジン、ゴボウ、レンコン

『1キノコ類・海藻類』を一番下にして順番に素材を重ねていきます。

同じ分類の野菜だけを重ねるのではなく、ふたつ以上の分類を用意してください。

ほうれん草、小松菜、ブロッコリーなどは色が変わるので重ね煮にはあまり適さないかもしれません。


私が準備期の食事で作った重ね煮のレシピをご紹介しますね。

使用した食材はニンジン、キノコ、タマネギの3種類です。


【ニンジン、キノコ、タマネギの重ね煮】

●用意するもの…無水で使用できる厚手の鍋
●材料…ニンジン、タマネギ、キノコ、塩

〈作り方〉

1　ニンジンはいちょう切り、タマネギは薄切り、キノコは一口大にそれぞれ切っておく。
2　鍋の底に塩を適量ふる。

3　キノコを一番下、次にタマネギ、ニンジンの順に鍋に重ねて入れる。

4　上から塩をふる。

5　蓋をして弱火で1時間ほど煮ると完成です。

冷めたら容器に入れて、冷蔵庫で保存すれば、様々な用途に使えて便利です。

私は主に味噌汁の具材にしています。出汁を加えて煮るだけで、素材のうまみがたっぷり入った美味しい味噌汁になりますよ。

## 酵素ジュースって何？

私がファスティングで使った『酵素ジュース』って一体何？　と思った方もいるかもしれませんね。以前はあまり耳慣れない言葉だったかもしれませんが、最近ではネット通販や量販店などでも見かけるようになった気がします。私が使用している酵素ジュースも一般的に売られているものです。

濃縮された原液を水などで薄めて飲むものが多いと思います。液体の色は茶色っぽく、いろんな果物が混ざったような味がしますね。率直な感想としては「思っていたよりは飲みやすい」でした。酵素ジュースは探してみると種類が豊富なので、自分の好みの味を見つけてみるのも楽しいと思いますよ。

そもそも酵素ジュースとは、酵素の栄養素が高い野菜や果物を発酵させ、必要な栄養を凝縮した飲料のことです。

酵素が含まれる食材には、野菜や果物、お刺身や発酵食品、納豆などがあります。しかし、必要な酵素をこれらの食事で全て摂ろうとすると、カロリーオーバーになってしまうこともあるんです。その点、酵素ジュースは少量で効率よく酵素を体に摂り入れることができるので、とても便利なんですよね。

この酵素ジュースを摂取すると、新陳代謝が向上し太りにくい身体になるんです。そのため、ダイエットにはとても効果的。断食などで食事を制限している場合、酵素ジュースを飲むことで新陳代謝を高めながら必要な栄養を体に摂り入れることができるんです。また、新陳代謝が高まると、肌のターンオーバーも促し、美肌効果も期待大ですね。

市販の酵素ジュースはどこでも買えるし、手軽で便利なので私は使っていますが、酵素ジュースを家庭でも簡単に作ることもできるみたいです。私は手軽なのが一番ですが、興味のある方は自家製酵素ジュースにチャレンジしてみてはいかがでしょうか。

ダイエットに効果的な酵素ジュースですが、飲む上で注意しなければいけない点もあるんです。

確かに酵素ジュースは体の新陳代謝を高めてくれますが、実はたくさんの糖分が含まれています。運動など何もせずに毎日ジュースを飲むだけでは痩せることはなく、むしろ太ってしまうことがあるかもしれません。私が行った酵素ファスティングのように、食事を酵素ジュースに置き換える方法がオススメです。

## ファスティングで大変だったこと

断食中の3日間は酵素ジュースだけという話をすると
「3日も食べないなんて、すごく辛そう」

「絶対に我慢できないよ」

「誘惑に駆られて食べてしまいそう」

なんてことを、皆さん口をそろえて言うんですよ。


私も最初はそう思っていたし、本当に上手くいくのか半信半疑でした。今から1年前にファスティングに出合いましたが、それ以前にファスティングの経験は一度もありませんでした。初めてファスティングって聞いた時に、ちょっと気になってSNSで検索してみたんです。SNSでは実際に体験した人達が「ファスティングは結果が出る」「確実に痩せる」などと言っていたので

「ファスティングをやりたい！」

「ファスティングで痩せたい！」

「ファスティングを成功させたい！」

こんな感じに私のファスティング熱が上がっていきました。

その反面、「ファスティングで失敗した」といった書き込みもあり、不安もありました。

幸いなことに私のダイエットに家族は協力的でした。ファスティングに限ってのことではないですが、何か新しいことを始めようとした時に、一番の妨げになるのは家族の理解を得られないということだと思うんです。これからファスティングなどのダイエットを考

えている方は、一度ご家族と話し合ってみてくださいね。

話が逸れてしまいましたが、いざ3日間のファスティングを始めてみると全然辛くはなかったんです。薄めた酵素ジュースと主にルイボスティーを飲んで過ごしていましたが、全然お腹が空きませんでした。むしろお腹が「たぽんたぽん」状態で、食べたい欲求もなかったので、全く問題なしでした。嘘のようですが、本当なんですよ。

問題があったのは断食が終わった後のほうです。

断食中は我慢できたのに、ちょっと口に食べ物を入れてからのほうが、すごく食べたくなってしまって。油断すると食べるのが止まらなくなってしまうんです。自制するのが本当に大変でした。この食べたい気持ちをどこまで抑えられるかで、結果が違ってくるのだと思いました。断食後に急激に食べてしまうと、体重がリバウンドしてしまうし、徐々に慣らして食べないと胃腸にも負担がかかってしまいます。

私が思うに、ファスティングで失敗する人の原因は断食後の過ごし方にあるのではないでしょうか。せっかく断食を頑張っても
「断食で痩せたし、ご褒美に外食しよう」

「断食が終わったら、すぐにフレンチを食べるぞ」

「ずっと食べてなかったから、ちょっと食べ過ぎてもいいよね」

こんな具合では、全部が無駄になってしまいます。


きっとここが踏ん張りどころなんです。成功するか失敗するかの分かれ目。ファスティングは頑張らなくてもできるけど、断食後はそうはいきません。もうちょっとだけ食べたい気持ちとの戦いです。無性に食べたくなっても、食べてはいけないわけではないので、適量や腹八分目を意識してみるのがいいですね。

そういえば、断食中はお腹が空くこともなく、辛くはなかったと言いましたが、ちょっ

と困ったこともありました。断食中は酵素ジュース以外にも水分を摂るので、トイレが近くなるんですよね。

家で過ごしている時なら、好きなタイミングでトイレに行けるのでいいのですが、外出中は気をつけないといけませんね。トイレの場所は把握して、できることなら遠出は避けたほうがいいですよ。

## ファスティングの注意点

私のファスティング体験を読んで、早速「ファスティングをやってみよう」と思った方がいたらとても嬉しいです。でも、ファスティングを始める際にはいくつかの注意点もあるので、ご自分の体の状態を確認してからスタートしてみてくださいね。

●ファスティングをしてはいけない人

私は専門家ではないので、正確なことは言えませんが、ファスティングは健康な人がより健康になるために行うものです。糖尿病などの持病をかかえている方、少しでも体調に不安がある方は、お医者様とご相談の上、自己責任で行ってください。

また、その他にも
・妊娠中・授乳中
・中学生以下の方
・痩せすぎている方
なども控えたほうがいいです。

●水分補給
断食中は、食品から摂取する水分量が減るので脱水症状になる危険があります。脱水症状を回避するためにも十分な水分補給をしてください。また、水分を摂取することで体の新陳代謝が高まり、ダイエット効果も期待できます。
積極的に水分を補給しましょう！

## ●ファスティングは月に1回程度に

断食はダイエット効果以外にも、デトックス効果があるので続けて行うと体に良いことも多いです。だからといって、やり過ぎは禁物です。体重が減ったことに嬉しくなって、ついついやり過ぎてしまうこともあるかもしれませんが、それでは体に負担がかかり、健康を害することもあります。断食は月に1回程度にとどめておくのがいいと思います。「思っていたように痩せなかったな」と思っても、また来月に再チャレンジすればいいんです。

ファスティングに限らず、ダイエットは1回で結果を出そうとせず、時間をかけて健康な体を手に入れましょう！

●ノンカフェインを意識して

私が体験した『酵素ファスティング』に限らず、その他のファスティングに共通することです。断食中はカフェインの摂取を控えてください。カフェインを飲むと、断食で休ませている胃腸に負担をかけてしまうからです。カフェインが含まれている主なものは、コーヒー、紅茶、緑茶などです。

以前は私もコーヒーが好きで1日に何杯も飲んでいましたが、断食中はルイボスティーを好んで飲んでいました。コーヒー好きの方などは、ノンカフェインコーヒーにしてみるのもいいですね。

●禁煙・禁酒

私はタバコもお酒もやらないので、禁酒・禁煙に関しての問題はありませんでしたが、喫煙者や日常的にお酒を飲まれる方はご注意ください。

断食中の空腹状態でタバコを吸うと、体内に毒がそのまま吸収されてしまい、体がすぐに反応してしまいます。酷い場合は、激しく嘔吐してしまうこともあります。嘔吐しても胃の中が空っぽなので、吐くものがなくて胃液を吐いてしまったりします。

またお酒に関しても、アルコールの分解に肝臓が働くので負担がかかってしまいます。断食中の空っぽの胃にはお酒の刺激が強すぎるので、胃の粘膜を傷つけてしまう恐れがあります。

断食中の飲酒・喫煙は大変危険な行為なので、絶対にやめましょう。

●生理中・体調不良の日は避ける

女性の体は生理前になると、ホルモンバランスの変化の影響もあり、腹痛などの体調不良が起こりがちです。また、生理中も貧血症状の心配があるので、十分な栄養を摂る必要があります。断食は生理中やその前後を避け、体調の良いタイミングで行うほうがいいです。

『ファスティング』に興味を持たれた方、これから実践してみたい方は、注意点をしっかり頭に入れてから始めてくださいね。もし断食中に体調に異変を感じた時は、すぐに断食をやめて、かかりつけ医の指示に従ってください。

さあ、皆さんも正しいファスティングで心も体もリセットしましょう！

# 第3章

# キレイと元気の秘訣は、食事と生活習慣

## ファスティング後の生活

3日間のファスティングと準備期と回復期をそれぞれ2日間、全部で1週間の期間を無事に終えることができた私でした。初めて経験したファスティングでしたが、最初の1回目で手ごたえを感じたのを覚えています。

ここで言っておきたいのですが、私は『ファスティング』だけで減量に成功したのではないんです。ファスティングと同時に行った『食療法』の力が大きいんです。確かに断食後は、ある程度体重が減少しますが、普段の生活に戻れば体重は徐々に戻ってきてしまいます。

「それじゃ、やっても意味がないじゃない」

「ファスティングだけで簡単に痩せることはできないの?」

「食療法って何だか面倒くさそう」

なんて思った方もいるかと思います。

でも、ご安心ください。私が実践している食療法はとっても簡単でお手軽なんですよ。すぼらな私が言うのですから間違いありません。この食療法を断食と同時に行ったのが良かったのだと思います。

食事をしていても痩せるんです。しかも、ただ痩せるだけでなく、健康になってキレイにもなれるって素敵じゃないですか？

今までのダイエットといえば

「水だけをひたすら飲み続ける」

「バナナだけ、リンゴだけ、ゆで卵だけ」

「痩せたけど、なんかゲッソリ」

「ダイエットのストレスで外食して食べ過ぎた」

こんなことの連続でした。

食べられないことへのストレスが大きくて、結局その反動で食べてしまうという悪循環に陥ってしまうんですよね。

そんな私が、1回の断食と食療法を1か月行うことで、約6キロの減量をすることができました。その後も続けていくことで徐々に減らしていきました。もう1年くらい断食を続けていますが、夫やお友達と外食も楽しんでいます。

やっぱり楽しんでできて、簡単でないと続かないんですよね。

私が今でも実践している食療法は『まごわやさしい生発酵』というものです。

## 『まごわやさしい生発酵』って何？

『まごわやさしい』って言葉を知っていますか？

私は断食を始めるまで聞いたことはありませんでしたが、有名な言葉のようですね。

これは食材の頭文字を覚えやすく語呂合わせにしたものなんです。

それぞれの食材は次の通りです。

●ま　…　豆（小豆、大豆、味噌、納豆、グリンピース、油揚げなど）
●ご　…　ゴマ（胡麻、クルミ、栗、ぎんなん、松の実、ナッツなど）
●わ　…　ワカメ・海藻類（ワカメ、昆布、ヒジキ、海苔、モズクなど）
●や　…　野菜（緑黄色野菜、淡色野菜、根菜類など）
●さ　…　魚（あじ、いわし、さば、鮭、まぐろ、たこ、えび、牡蠣、しじみなど）
●し　…　シイタケ（マイタケ、シイタケ、エノキ、ナメコなど）
●い　…　イモ（サツマイモ、ジャガイモ、こんにゃくなど）

この『まごわやさしい』に『生発酵』をプラスします。

●生　…　生のもの（生野菜、刺身などの食物酵素を含む食材）
●発酵　…　発酵食品（ぬか漬け、納豆、キムチなど）

以上の9品目で『まごわやさしい生発酵』になります。

次にそれぞれの食材に含まれる栄養素やワンポイント情報について簡単に説明します。

【豆類】

豆類は植物性の良質なタンパク質、ビタミンB群、食物繊維、マグネシウム、亜鉛などが豊富に含まれています。栄養バランスが良く、少量でも常食すると生活習慣病予防にも効果があります。普段の食事では、味噌や納豆などの発酵食品から摂るのがオススメです。

【ゴマ】

ゴマはたんぱく質、ミネラル、脂質が多く含まれています。ゴマの殻は固くて吸収が悪いので、すりゴマにして使うと吸収が良くなります。脂質には不飽和脂肪酸が多く含まれ、血中のコレステロールを減らす作用があります。また、ゴマに含まれるセサミンには高い抗酸化作用があるのでアンチエイジングにもいいですね。

和風のゴマドレッシングをサラダに使えば一石二鳥にもなります。

【海藻類】

海藻類はビタミンB群やマグネシウム、鉄分、ヨウ素、亜鉛などのミネラルが豊富に含まれています。新陳代謝を活発にして、体の抵抗力を高めるので、老化予防にもなり若々しさを保つことができます。海藻類は酢や油を使って調理すると栄養を効率よく摂取できます。調理や味付けに酢、柑橘類の汁を利用してみてもいいですね。

また、味噌汁の出汁を昆布からとり、具材にはワカメを入れれば、手軽に毎日摂れます。

【野菜】

野菜によって含まれる栄養素は違いますが、多くの野菜にはビタミンやミネラルが含まれています。トマト、ニンジン、ピーマン、カボチャ、ブロッコリーなどの緑黄色野菜にはベータカロテンが豊富です。このベータカロテンには目や粘膜の健康維持、抗酸化作用、免疫力を活性化させる作用があります。

中には過熱によって栄養素が損なわれてしまうものもあるので注意が必要です。

【魚】

魚はタンパク質の宝庫です。特にオススメなのが小魚などの青魚。あじは、ＤＨＡやＥＰＡ、タウリンが豊富で、血中のコレステロールを減らし、血液をサラサラにする働きと、疲労回復の効果があります。

白身魚も赤身魚も、タンパク質の栄養価は肉類に引けを取らないので、魚を積極的に摂るようにしましょう。生のままお刺身、焼き魚、煮魚など調理のバリエーションを楽しんでみてはいかがでしょうか。

【キノコ類】

キノコ類は食物繊維やミネラル、ビタミンが多く含まれています。ローカロリーなので、たっぷり食べてもカロリーの心配がありません。

シイタケには、カルシウムの吸収を助けるビタミンＤが豊富です。日光に当てると栄養価がアップするので、天日干しがオススメです。どのキノコも香りや食感が良く、和食・

洋食・中華どのジャンルの料理にも活用ができます。

【イモ類】

イモ類は食物繊維と炭水化物が多く含まれています。

サツマイモは、メラニンの沈着を抑えるビタミンC、皮膚の新陳代謝を活発にして潤いとハリを保つビタミンEが豊富なので、美肌効果が期待できますね。

ジャガイモやサツマイモは皮つきで加熱したほうが栄養もうま味も逃げにくくなるので、皮つきのままの調理をオススメします。

【生のもの】

生の野菜、生の果物、生の魚（刺身）などの新鮮な食べ物には食物酵素が多く含まれています。酵素は熱に弱いので加熱せずに「生で食べる」「ジュースにする」といった方法で摂取するのがオススメです。

【発酵食品】

発酵食品にも生のものと同様に食物酵素が多く含まれています。また乳酸菌をはじめとした、腐敗物質の増加を抑制する善玉菌も多く含まれているので、腸内環境を整え、免疫力を高める効果が期待できます。ただ腸内の善玉菌が増えるだけではなく、悪玉菌を減らし善玉菌優勢にもしてくれます。

これらの『まごわやさしい生発酵』を意識して食事をすると、五大栄養素をバランス良く摂ることができるんです。

五大栄養素というのは、タンパク質、脂質、炭水化物（糖質・食物繊維）、ビタミン、ミネラルに分類されます。

それぞれの大きな役割はこちらです。

●タンパク質…体をつくる

●脂質・炭水化物…エネルギー（力や熱）になる

●ビタミン・ミネラル…体の調子を整える（機能を正しく維持する）

これらの『まごわやさしい生発酵』の食材をバランス良く摂れるように私が考えたオリジナルメニューを第4章に写真付きで掲載しています。お楽しみくださいね。

## 食生活の変化

『ファスティング』と『まごわやさしい生発酵』の食療法を始めてからは、食生活に変化が起こりました。食の好みをはじめ、食に対する意識が大幅に変わったと感じました。

私、元々はすごくお肉が好きだったんです。お寿司屋、洋食で食べる鮮魚のカルパッチョとかは好きでしたけど、前は魚ってそれほど好きではなかったんですよね。

「やっぱり魚より肉が好き」だったのが、今では「肉より魚がいいな」にいつの間にか変わっていたので驚きです。

それでも肉が嫌いになったわけではないので、「たまにはお肉が食べたいな」となるのですが、いざ食べてみると重く感じるんです。肉を消化するために内臓にすごく負担がかかっている感じで。魚のほうが体に優しくて楽なんです。まるで体が魚を求めている気がします。

最近よく食べている魚はシシャモが多いですね。それから、うるめイワシ、ハタハタとかも。魚は焼いて食べることが多くて、たくさん焼いて冷凍したりもしています。でも、一番楽なのはお刺身ですね。『まごわやさしい生発酵』の中で『さ（魚）』と『生（生のもの）』のふたつがカウントできるので。

主食のご飯はファスティング前は白米を食べていました。大昔は炊飯器で炊いていたのですが、段々と炊かなくなりました。息子も大きくなり独立して家を出てしまったし、夫も元々炭水化物は食べない人だったので。

私がファスティングを始めてからは玄米を食べるようになって、また炊飯器で炊くようになりました。

白米と玄米の違いって知っていますか？　簡単に説明すると、玄米とは、収穫した稲から外した籾の籾殻を除いた状態です。その玄米から果皮、胚芽、ぬかを削り取ったものが白米になります。玄米にある果皮、胚芽、ぬかには、ビタミンやミネラル、食物繊維といった、私たちの消化・代謝を助ける大事な栄養素がたっぷり詰まっているんです。それに玄米は消化吸収がゆっくり行われるので、腹持ちが良くなり間食が減ったのも嬉しいです。

玄米には『レンジでチン』できるものがあるんですけど、ちょっとお値段が高いんです。毎日のことを考えると、家で炊いたほうが安くて、何より美味しいのがいいですね。一度に炊くお米は4合くらいで、多めに炊いて冷凍する方法にしています。

「ちゃんと毎日炊かないの？」

「ご飯は炊きたてじゃないとダメでしょ」

「冷凍ご飯なんて、手抜きね」

なんて声が聞こえてきそうですね。でも、いいんです。やり方なんて皆それぞれなんですから。私は私なりの方法でやって、こうやって続けられるのは『手抜き』があるからなんですよ。

ダイエットと健康のために玄米を食べるようになったのですが、最初の頃、家族は玄米が苦手のようでした。夫と息子が言っていたのは、「食べづらい」ということでした。確かに玄米は固い、パサパサ、独特の香りもするので慣れない人には抵抗がありますよね。私だってそうでしたもの。それでも食べてはいましたけどね。

でもある日、苦手だった玄米を大好きになる出来事があったんです。その日は夫も息子も家にいて、私は圧力釜で玄米を炊いていたんです。炊きあがると、玄米の炊き立ての良い香りがキッチンに広がりました。リビングにいた夫達の鼻にも届いたようで

「これって玄米の香りなの？」

「すっごく美味しそうな香りだね」

「食欲をそそられるよ」

とキッチンを覗きにきたんです。それからは私の家族は玄米が大好きになったんです。玄米は圧力釜で炊くと手間がかかるけど、やっぱり美味しいんです。

ここで玄米を圧力釜で炊く場合の注意点について書かせていただきます。

圧力釜を使用する場合は、加熱温度が１２０度以下のものを使用してください。１２０度以上で加熱されるとアクリルアミドという発ガン性物質ができるからです。くれぐれもご注意ください。

## 寝かせ玄米を食べています

玄米は消化不良で、胃に負担がかかるので柔らかめに炊くのがコツになります。それでも玄米は固くて苦手という方には『寝かせ玄米』がオススメです。

最近では私も寝かせ玄米を食べています。

この寝かせ玄米というのは、玄米を小豆と塩と一緒に炊き、3〜4日間保温して熟成させる玄米ご飯のことです。柔らかくて、もちもち食感で、初めて食べた時「これが玄米なの？」とびっくりしてしまいました。

寝かせ玄米は『酵素玄米』とも呼ばれています。これは3日間寝かせることで、酵素の働きが活性化して、非常に栄養価の高い玄米になるからです。

この本では『寝かせ玄米』と表記していますが、正確には『発芽酵素玄米』になります。これは玄米を発芽させてから炊いて、寝かせたものです。白米は水に浸しても発芽しませんが、玄米は生きているので発芽するんです。玄米は発芽させることで栄養価が高まります。特にギャバは通常の玄米の3倍、白米の10倍も発生します。

このギャバはアミノ酸の一種で、血圧降下、中性脂肪増加抑制、ストレス軽減などの効果があると言われています。つまり私が食べているのは普通の酵素玄米よりもさらにパワーアップした『スーパー寝かせ玄米』ということです。

発芽玄米はお店で購入することもできるのですが、少し値段が高いですよね。自宅でも簡単に作れるので、私は玄米を発芽させて使っています。

それでは、私が普段食べている寝かせ玄米の作り方を簡単に説明します。玄米は京都産無農薬のもので、小豆はスーパーで売っている一般的なものを使用しています。

〈材　料〉

玄米…４合

小豆…40グラム（玄米１合につき、９〜15グラムが目安）

塩…４グラム（玄米１合につき、１グラムが目安）

〈作り方〉

１　玄米を洗って、17時間以上水に浸し、発芽を促します。（夏場は冷蔵庫で保管）
　小豆も洗って、一緒に水に浸してください。

２　発芽したら水を切り、炊飯器に移して塩を加えます。新しい水を入れて、水位を調節します。

3　炊きあがったら、すぐに混ぜて蒸らします。

4　炊飯器で3日間保温します。その間、1日1回はかき混ぜてください。

私は3日間寝かせてできあがった『寝かせ玄米』を小分けにして冷凍保存して食べています。冷凍しない場合は、早めに食べきるように心掛けてください。

ところで『寝かせ玄米』には小豆と塩を加えていますが、なぜだと思いますか？「玄米だけでもいいんじゃない？」という方のために説明しますね。

【寝かせ玄米に小豆を入れる理由】

小豆は漢方薬としても利用されている薬効成分が高い食品です。

玄米の約3倍のタンパク質に加え、ビタミン、ミネラル、鉄分、マグネシウム、食物繊維、ポリフェノール（アントシアニン）などを豊富に含んでいるんです。そのため、小豆を入れることで栄養素をさらに補うことができます。

また、玄米と小豆を一緒に炊いて保温させると、玄米の糖質に小豆のタンパク質やアミノ酸が反応し、褐色物質メラノイジンが生成され、強い抗菌作用により玄米は腐らずに熟成していきます。

このメラノイジンは老化抑制・抗癌作用・コレステロール低下作用・血糖値の著しい上昇の抑制など成人病予防にも有効です。


【寝かせ玄米に塩を入れる理由】

酵素玄米に塩を入れることで、玄米のカリウムが中和され、ぬかや胚芽の臭みを抑えることができます。また、水の吸収率が高まりふっくらと柔らかい仕上がりになるんです。

寝かせ玄米には栄養価の高さや消化の良さなどのメリットがたくさんありますが、その反面、浸水に時間がかかる、毎日かき混ぜる、3日間の熟成期間が必要などのデメリットもあります。

寝かせ玄米は作るのに時間がかかり、面倒と感じる方には、ネット通販などで、便利な寝かせ玄米のパックも売っています。忙しくて時間のない方は試してみてください。

## 食物酵素ってすごいんです！

『まごわやさしい生発酵』の食材でもある『生のもの』と『発酵食品』、それと『寝かせ玄米』には食物酵素が多く含まれています。この食物酵素には驚くべき効果があるんです。

体内で使われる酵素は大きく分類すると、『消化酵素』、『代謝酵素』、『食物酵素』の3つになります。これらの酵素にはそれぞれ違った役割があります。

●消化酵素…食べたものを消化・吸収する役割

●代謝酵素…呼吸・心拍・体温調節などの生命活動と基礎代謝をサポート

●食物酵素…食物に含まれる。消化酵素を助け、より良い消化活動を補助する働き

食物酵素を多く含む食品は、消化を助け体への負担を軽減してくれます。また、体内にある消化酵素を消化のために使わなくてよいので、体内に常に酵素がある状態になります。その酵素を代謝に使うことで、毒素の排泄も盛んになり健康効果が期待できます。

食物酵素の主な効果効能には、次のようなものがあります。

・便秘解消　・美肌効果　・血液サラサラ効果

・免疫力アップ　・新陳代謝促進効果　・デトックス効果

そのため、食物酵素を含む食べ物を積極的に摂る食生活にしてみてはいかがでしょうか。

また、食物酵素が多く含まれる食材としては

●生の野菜、果物

●生の肉、魚
●発酵食品（ぬか漬け、納豆、キムチなど）
などがあります。

酵素は熱に弱く48度以上に加熱するとその働きが半減すると言われています。そのため、野菜、果物、肉類、魚介類を加熱して調理すると、その中に含まれる酵素は破壊されてしまうんです。だからといって、すべての食材を生で食べるのは難しいので、発酵食品なども取り入れて、多くの酵素を摂取できるように工夫をしてみましょう。

## 『白い食べ物』には気をつけて

「白米は太る」とずっと思っていたので、ファスティングをする前からあまり食べないようにしていました。『まごわやさしい生発酵』の食療法を始めてからは、『白い食べ物』は意識して避けるようにしていました。

「白い食べ物は太る」からダイエット中は控えたほうがいいってよく言いますよね。その代表的な食べ物が、白米、小麦粉、白砂糖になります。

これらの食材には糖質が多く含まれています。そのため、血糖値を急激に上げてインスリンの分泌を過多にしてしまいます。このインスリンには血中の糖分を脂肪に換えて体にため込む働きがあり、食べ過ぎると太りやすくなってしまうので、注意が必要です。

それでは白米、小麦粉、白砂糖についての説明です。

●白米

日本人の主食でもある白米は食べる機会も多い食材です。白米は体への吸収もよく、エネルギー源として優秀な働きをしてくれますが、食べ過ぎてしまうと糖質オーバーとなります。また、低血糖症の原因にもなる可能性があります。

白米には、ビタミン群をはじめとして各種ミネラルや脂質、糖分、食物繊維などの栄養素が含まれているので、完全に抜く必要はないです。

間違ってほしくないのが、白米が悪いわけでは決してありません。ダイエットをしたい方は、白米の量を減らす代わりに別の食材で栄養を補うといいでしょう、白米ではなく玄米を取り入れてみるのはどうでしょうか。

私は家では基本的に玄米を食べていますが、外食では普通にお寿司などで白米を食べています。その代わりに、夜は玄米をあまり食べないようにして調節しています。

●小麦粉

小麦粉で作ったもので代表的なのはパンですね。朝食にパンを食べる家庭も多いと思います。特に全粒粉パンより、小麦粉を使った白いパンは様々なシーンで使われ、大好きな方もいるのではないでしょうか。

しかし、この小麦粉を使った白いパンもダイエット中には控えたほうがいいです。なぜならパンはGI値が高いからです。

ＧＩ値とは…グリセミック・インデックス（Ｇｌｙｃｅｍｉｃ Ｉｎｄｅｘ）の略で、食品が体内で糖に変わり血糖値が上昇するスピードを計測したものです。つまり、このＧＩ値が高い食材を食べると血糖値が急上昇し、反対にＧＩ値が低い食材を食べると血糖値の上昇は緩やかになります。

パンは日常的に食べることで白米よりも太りやすくなる原因になってしまうんです。また、小麦粉パンは柔らかくて食べやすいので、噛む回数も少なくなる傾向があります。顎やフェイスラインのたるみ、満腹中枢を刺激しにくいなどのダイエットには不向きな理由が多いんです。それからパンはそのまま食べるのではなく、バターやジャムを塗ったもの、クリームやチーズが詰まった菓子パンなど、高カロリーのものもあるので、気をつけたいですね。

私も以前は毎日パンを食べていたんです。今でも外食の時はパンを食べますが、食べ過ぎないように自分で調整しています。

どうしてもパンが食べたい、パン好きの人は、小麦粉の白いパンではなく、全粒粉の茶色いパンにしてみましょう。小麦粉のパンより、固く歯ごたえもあるので、噛む回数が増えていいですよ。

●白い砂糖

甘いものには必ずといっていいほど白砂糖が入っています。女性がダイエットで我慢するものでは甘いスイーツが一番にあがるのでは?

白砂糖は糖分の摂り過ぎによる「糖化反応」を引き起こすことで、ミネラル・ビタミン・カルシウムなどの美容と健康に重要な栄養素の吸収を阻み、破壊してしまう特性があるんです。一気に血糖値も上がるので、ダイエットやメンタルにも良くないですよね。

私は、ファスティングをする前から白砂糖は使っていませんでしたが、白い砂糖を使っている方は、この機会に黒砂糖や蜂蜜に切り替えてみてはいかがでしょう。てんさい糖は特に血糖値の上昇を緩やかにするのでオススメです。

ここで注意したいのは、色は茶色ですが三温糖はダメです。これは白砂糖を煮詰めて色を付けただけなので、白砂糖と何も変わらないからです。

それでも疲れている時は、甘いものが食べたくなりますよね。そんな時は、黒砂糖や黒蜜、蜂蜜などを使ったお菓子を食べてみるのもいいかもしれません。

ダイエットに不向きな白い食べ物「白米・小麦粉・白砂糖」から茶色い食べ物へ置き換えると、ダイエット効果と健康が期待できますよ。

## 食べ方について

食療法を実践する中で、私が気をつけていた『食べ方』について書かせてもらいます。

血糖値が急激に上がると、脂肪がつきやすくなり太ってしまいます。血糖値が緩やかに上昇する分には問題はないので、血糖値をコントロールする食べ方が大切になっていきます。

血糖値を急激に上げない方法はそんなに難しくはありません。
『食べる順番』と『噛む回数』を意識するだけで、全然違ってきます。

●食べる順番

『ベジタブルファースト』という言葉を聞いたことはありますか?
その名の通り、野菜(ベジタブル)を最初(ファースト)に食べることです。
順番は次の通りです。

1　野菜類(水溶性食物繊維が豊富な野菜、キノコ、海藻など)
2　タンパク質(肉、魚、大豆など)
3　炭水化物(米、パン、うどんなど)

ここでポイントになるのが『食物繊維』です。野菜以外にもキノコや海藻類にも食物繊維が豊富なので、最初に食べて大丈夫です。

この食物繊維には『水溶性』と『不溶性』があります。根菜などに含まれる不溶性の食物繊維よりも、水に溶けるとゼリー状になる水溶性の食物繊維を選びましょう。

水溶性と不溶性の食物繊維の主な食材はこちらになります。

・水溶性の食物繊維…緑黄色野菜、海藻、こんにゃく、果物、ネバネバした野菜など
・不溶性の食物繊維…根菜（大根、レンコン、サツマイモ等）、玄米など

また『水溶性の食物繊維』と『不溶性の食物繊維』の両方が含まれる食材として『寒天』があります。この寒天の成分は約8割が食物繊維であり、食物繊維が特に豊富な食材と言えます。

最初に食べる野菜や海藻類の食物繊維は、糖質を包み込んでゆっくりと胃や小腸に移動し、糖質の消化・吸収スピードを緩やかにし、血糖値の急激な上昇を抑える働きがありま

す。また、野菜なら何でもいいわけではなくて、糖質の多い根菜やイモ類はタンパク質の後に食べるようにしたほうがいいです。

食事の最初は食物繊維を摂って、糖分の吸収と血糖値の上昇をコントロールすれば、ダイエット効果を期待できますね。

●噛む回数

食事の時は、30回噛んでから食べるようにしています。同じものを食べたとしても、よく噛んで食べると糖の吸収スピードを緩やかにすることができるんです。それによく噛んで食べると満腹感も得やすいと思います。

「早食いの人は太りやすい」なんて言いますよね。

早食いの人の場合、あまり噛まないで食べる傾向があるようです。それ私のことなんです。私は五人兄弟の末っ子ということもあり、どうしても早食いをしてしまうんです。反対に夫は一人っ子。私から見ると夫は食べるスピードが遅いんです。夫は夫で私のことを

「食べるのが早いなあ」と思っているはず。

ファスティングも食療法もそれほど苦労することなく、楽しく取り組むことができたのですが、噛むのだけは苦手で困りました。それでも頑張って30回噛んで、ゆっくり食事をすることを心掛けてみたんです。

●腹八分目

以前は外食に行くと、お腹いっぱい食べていた私でした。今は食事の時に『よく噛む』のと合わせて『腹八分目』を意識しているんです。常に満腹な状態は胃にも負担がかかり体に悪いですからね。私は食べ過ぎないようにするために、お皿を小さいものにするなどの工夫をしています。

●良質な油とお酢を活用しよう

油とお酢には血糖値の上昇を緩やかにしてくれる働きがあります。特に油は、青背魚の油やエゴマ油などの『オメガ3系』、オリーブやアボカドなどの『オメガ9系』などの良質なものを選んで使用するようにしましょう。

## デカフェな生活

ファスティングを始める前は毎日何杯もコーヒーを飲んでいて、明らかにカフェインの摂り過ぎ状態だった私。そんな私もファスティングを始めてからは日常的に『デカフェ』を意識するようになりました。

そういえば、知っていますか？　デカフェってフランス語なんですよ。

似たような言葉で、ノンカフェイン、カフェインレスというのもありますね。私はずっと同じような意味で使っていましたが、それぞれ微妙に違うみたいですよ。

●デカフェ

カフェインを含んでいるものから、カフェインを取り除いて減らしたもののことです。カフェインが全くないのではなく、ごく微量ですが含まれています。

●カフェインレス
元々カフェインが少し含まれている飲み物のことです。

●ノンカフェイン
カフェインが含まれていない飲み物のことです。

このような違いがあるので、カフェインを一切摂りたくないという人は『ノンカフェイン』を選ぶといいですね。

私が普段よく飲んでいる『ルイボスティー』はノンカフェインです。デカフェにする前は今よりも寝れない時があったと思います。睡眠以外にも胃腸が楽になったと感じました。

「胃が痛い、重い、辛い」という時がなくなったんです。今思えば、胃にすごく負担がかかっていたんでしょうね。

ところでルイボスティーってどんなお茶か知っていますか？　名前は聞いたことがあるって人は多いのではないでしょうか。私が毎日飲んでいるルイボスティーについて少し説明させてもらいますね。

ルイボスティーはルイボスというマメ科のアスパラトゥス属の一種が原料となっています。南アフリカ共和国のケープタウンに広がるセダルバーグ山脈の中腹でのみ自生します。限られた条件の下でしか育たない、希少な植物なんです。

現地でも古くから愛されてきた飲み物であるルイボスティー。アフリカの人々は「不老長寿のお茶」と呼んで重宝しているそうですよ。各家庭には常に常備されていて、カフェやレストランでも当たり前のようにメニューに載っているお茶のようです。

私が初めて飲んだ時は、「見た目の印象よりもクセがない味で飲みやすいな」と思いました。見た目は濃い赤い色のお茶です。タンニンも少ないので渋みもなく、ほのかに甘味があって美味しいですよ。

それからルイボスティーには嬉しい効果・効能があるんです！

効果その1…酸化を防ぐ

抗酸化物質のポリフェノールが豊富に含まれています。そのため、抗酸化作用により、活性酸素を抑えてくれます。活性酸素は免疫力の低下や「しみ」「ほうれい線」などの肌の老化の原因になります。

効果その2…血圧を下げる

血圧を低下させる働きがあるカリウムが豊富に含まれています。

効果その3…代謝が上がる

ミネラルが多く含まれるのもルイボスティーの特徴です。ミネラルの中のひとつであるマグネシウムは代謝に欠かせない酵素の働きを助けます。

効果その4…むくみ解消

カリウムが豊富に含まれているので、利尿作用によりむくみも改善されます。カリウムは摂り過ぎたナトリウムの排出を助ける働きがあるので、塩分が多い食事と一緒に飲むものとしてルイボスティーを合わせるといいです。

効果その5…便秘解消

抗酸化作用が強いので、悪玉菌の増加を抑えることで整腸作用が期待できます。便秘解消の効果もあります。

効果その6…リラックス効果

マグネシウムには神経の興奮を抑える働きがあります。また、ルイボスティーには興奮状態や不眠をひきおこすカフェインが含まれていないので、就寝前にも安心です。利尿作用があるので、飲む量には気をつけてください。

効果その7…アレルギー症状の緩和

活性酸素を抑えてくれる働きがあるフラボノイドが豊富に含まれているので、花粉症、ぜんそく、アトピー性皮膚炎などのアレルギー症状を緩和する働きがあると言われています。

このようにルイボスティーに含まれる栄養素には健康効果が期待できるものがたくさんあるんですよ。特に現代人に不足しがちなミネラルが豊富なのも嬉しいですね。

体に嬉しい作用がたくさんあるルイボスティーですが、副作用が気になる方がいるかもしれません。現在のところ、ルイボスティーに重大な副作用があるとの報告はされてはいないようです。しかし、副作用がないからといって飲みすぎには注意が必要です。

飲みすぎのデメリットや注意点は次の通りです。

1　トイレが近くなる
利尿作用でトイレが近くなります。お出かけ前や、就寝前は量を控えて飲みましょう。

2　お腹が緩くなる
マグネシウムの過剰摂取により、お腹が下ることがあります。吐気が誘発される場合もあるので、注意してください。

3　胃が痛くなる
ミネラルの過剰摂取により、胃が痛くなることもあります。心配な方は薄めのお茶にして試してください。

4　体が冷える

暑いアフリカで育つルイボスティーは、体を冷やす傾向が強い飲み物です。そのため、過剰に飲み過ぎてしまうと体を冷やしてしまう恐れがあります。寒い冬などはホットで飲むことをオススメします。

ルイボスティーは、1日に3杯程度の適量を守れば、健康効果に優れた飲み物です。私はルイボスティーの他に、ほうじ茶や麦茶、デカフェの紅茶、デカフェのコーヒーなども飲んでいます。

スムージーの色をキレイにしたくて、抹茶をいれることもあります。抹茶はカフェイン強めですが、朝だけなら夜の睡眠に影響はないので大丈夫でした。コーヒーが飲みたくなった時も、朝だけ、遅くても昼までしか飲まないように気をつけています。

その他にもカフェインが含まれていない飲み物はたくさんあります。ノンカフェイン飲料の中でも健康効果の高いものをいくつかご紹介しますね。

●ハイビスカスティー

ビタミンCと抗酸化作用のあるポリフェノールが豊富に含まれているので、美容面でも効果が期待できます。鮮やかな赤ピンク色とさわやかな酸味が特徴のお茶です。

●そば茶

香ばしさが特徴のそば茶にはルチンと呼ばれる成分が含まれています。このルチンには血管を強化する働きがあり、循環器疾患の予防に効果的です。そばアレルギーの方はお気をつけください。

●カモミールティー

甘い香りが特徴のカモミールティーには、心身をリラックスさせる働きがあります。緊張していてリラックスしたい時や夜寝付けない時などにオススメです。

●麦茶

夏場の水分補給の飲み物としては定番ですね。鉄や亜鉛などのミネラルが豊富なので、汗をかきやすい時期の水分補給にはピッタリです。カフェインだけでなく、タンニンも含まれていないため、渋みもなく香ばしい味わいで子供でも飲みやすいです。

また、ナトリウムを排出する働きがあるので、夏場にたくさん飲む時は、同時に塩分の摂取も心がけるようにしてください。

●はと麦茶

香りがとてもよく、強い香ばしさが特徴のお茶です。色は通常の麦茶や烏龍茶よりは薄く、すっきりして甘みのある味わいです。はと麦は漢方薬のヨクイニンの原料でもあり、イボの治療や、肌をきれいにする作用があると言われていて、美肌効果も期待できます。

皆さんも飲み過ぎには注意して、楽しいデカフェ生活をしてみませんか？

## やっぱりオリーブオイルなんです！

毎日のお料理に必ずと言っていいほど使用頻度の高い『油』。

皆さん油は何を使っていますか？　サラダ油、ごま油、コーン油などいろいろな種類がありますよね。

私、油に関しては気にしていたんです。5、6年前くらいに癌の病気をされた方のお話しを聞きにいったことがあるんです。その時のお話しで印象的だったのが「良い油を選んでください」「油が悪いとダメなんです」ということ。

それを聞いて、『オリーブオイル』を使うようになったんです。病気をしないでいつまでも健康でいたいし、長生きしたいですからね。

油についての知識は全然なかったんですが、

「なんか健康に良さそうだし」

「化粧品にも使われているし」

最初はそんな感じで、深く考えずにオリーブオイル生活を始めてみました。でも、使うオリーブオイルにはこだわって良いものを使っていたんですよ。

オリーブオイルには種類があるんですが、国際オリーブ協会によって定められた基準があるってことを知っていますか？　大きく分けると『バージンオリーブオイル』、『精製オリーブオイル』、『ピュアオリーブオイル』、『オリーブポマスオイル』になります。

『バージンオリーブオイル』とは、オリーブの果実をそのまま搾ってつくられる一番搾りのオイルです。

次の4つの等級に分けられています。

・エクストラバージンオリーブオイル…酸度0．8％以下

・ファインバージンオリーブオイル…酸度2．0％以下
・オーディナリーバージンオリーブオイル…酸度3．3％以下
・ランバンテバージンオリーブオイル…酸度3．3％以下

酸度とは酸化の度合いで、数値が低いほど鮮度を保ったままの状態で瓶詰をした品質の高いオイルになります。最高品質とされる『エクストラバージンオリーブオイル』は、化学溶剤による抽出や高熱処理を行わず圧力によって搾って濾過したもので、酸度が0．8以下で風味、香りが完璧なものと定められているんです。

次に『精製オリーブオイル』とは、化学処理により精製されたオリーブオイルです。そのままでは不純物が多く、香りがきついものや酸度が高いものなどを化学的に脱色・脱臭処理をしたオイルです。オリーブオイル本来の風味や微量に含まれる栄養素などは損なわれます。

スーパーなどでよく見かける『ピュアオリーブオイル』は、『精製オリーブオイル』と『バージンオリーブオイル』をブレンドしたものです。大容量で比較的安い値段で販売されていて、『オリーブオイル』と表記されていることもあります。

ブレンドの比率に決まりはなくメーカーによって異なります。そのため、オリーブオイルの風味や香りを感じられないものもあります。

『オリーブポマスオイル』はバージンオリーブオイルを絞った後に残留している油分を有機溶剤を使って抽出したもので、『オリーブオイル』とは表示できないオイルです。

もちろん私が使っているのは『エクストラバージンオリーブオイル』です。値段は高くなってしまいますが、選ぶなら断然これですね。鮮度が高くて、酸度が低いエクストラバージンオリーブオイルには、健康効果や美容効果が期待できるからです。

上質なオリーブオイルには高い健康効果があると言われています。その中で、代表的なものをご紹介しますね。

【オリーブオイルの健康効果】

1　抗酸化作用

オリーブに多く含まれるオレイン酸には抗酸化作用があり、活性酸素の攻撃を抑制してくれます。そのため、若返り効果や、がんや生活習慣病を予防する働きが期待できます。

2　動脈硬化の予防

オレイン酸には、善玉コレステロールは減らさずに、動脈硬化の原因となる悪玉コレステロールを減らしてくれる効果があります。コレステロール値を抑えて、生活習慣病の予防にもなります。

3　心筋梗塞や脳卒中などの予防

オリーブオイルには血液をサラサラにしてくれる成分があるので、血管の老化をストップし動脈硬化や心筋梗塞の予防など、様々な生活習慣病の対策に良いとされます。

4 腸内環境の改善

腸を刺激して蠕動運動を活発にしてくれるので、排便が促されるという効果がありま す。潤滑油の役割を果たして腸内での便の通りが良くなるので、お通じの調子が良く なります。

5 口臭予防

オイルプリングと呼ばれる、オイルでうがいをする健康法があります。これは古代イ ンドから伝わる健康法で、オリーブオイルに含まれる成分が歯や舌をコーティングし てくれて、口臭の原因となる菌の増殖を防いでくれるそうです。

歯磨き後や、寝る前などに行うとより効果的だそうです。

## オーガニックが気になります！

断食によるデトックス効果で、腸内環境が改善し、内側からスッキリ。こうなってくると、体の中をこのままキレイに維持したい気持ちが高まってくるんです。

手始めにオーガニック食材を買ってみることにしました。私も最初は全然気にしていなかったんですよ。近所のスーパーに行って普通に野菜や果物を選んでいました。

「なるべくなら、オーガニックのものがいいな」と気にして買うようになると、徐々にオーガニック系のものが増えてきた気がします。デパートでも、オーガニックとオーガニックでないものがふたつあったとしたら、値段が高くてもオーガニックのほうを買ってしまいます。

ただオーガニックであればいいわけではなく、美味しいかどうかも重要視はしています。

ひとつのお店だけに絞らないで、時間がある時はいろんなお店を巡ってみたりもしているんです。それぞれのお店で買って、食べ比べです。そうやって一番美味しいお店を見つけるのが最近の楽しみでもあるんですよ。

最近こだわっているのはキウイフルーツ。私、朝食にはフルーツやスムージーを食べることが多いので、キウイフルーツもオーガニックのお店で買うようにしているんです。でもオーガニックにこだわると、またひとつ気になることが出てきたんです。

それは農薬の問題です。オーガニックとはいっても全く農薬を使ってないわけではないんですよ。せっかく良い食材を手に入れたのなら、最高に良い状態で食べたいですよね。

水でしっかり洗うだけでもいいかもしれませんが

「水だけで本当に農薬は落ちているのかな？」

「何かもっといい方法はないの？」

「皮ごと食べる野菜や果物は不安だな……」

といった具合に不安になってしまったんですよね。

そんな私が使っているものが『野菜を洗う洗剤』なんです。野菜を洗剤で洗うと知った時は驚きでした。今って本当に面白いものがたくさんあるんですね。ネットで『野菜を洗う洗剤』とか『野菜洗浄剤』などで検索するといろんな種類の洗剤が出てきます。私が使っているものもネット通販で買いました。これは野菜の洗浄の他に、洗濯用洗剤や食器洗い用としても使えることもできてとっても便利なんです。粉洗剤を水に溶いて使いますが、あっという間に水が黒く濁ってしまいました。

匂いも無臭なので、皮ごと食べるブドウなどは安心で、何より気持ちがいいですよね。

## 沖縄野菜には栄養がいっぱい

沖縄に頻繁に行くようになったこともあり、ゴーヤなど沖縄特有の『島野菜』を食べることが多くなりました。島野菜で漬けたぬか漬けの写真も掲載しているので是非ご覧になってくださいね。

長寿の県として有名な沖縄ですが、その秘訣は沖縄独自の食生活にあるといわれているんです。その食生活を支えてきたのが島野菜です。島野菜とは古くから沖縄で栽培されてきた伝統野菜のことです。

沖縄は亜熱帯地域に位置していて、年間の平均気温は23℃もあり、沖縄独自の野菜や果物が豊富に存在しています。独特の土地で育った島野菜は本土の野菜に比べて香りや味が強く、色も鮮やかで濃いという特徴があります。さらにミネラルやカルシウムなどの栄養素も豊富に含まれているんですよ。

私が沖縄で過ごすようになってから体調が良いのは島野菜パワーのおかげかもしれませんね。そんな栄養満点の島野菜とその特徴についてご紹介させてください。

●ゴーヤ（ニガウリ）

島野菜の代表格ともいえるゴーヤはビタミンCが豊富で加熱しても壊れにくいので『チャ

ンプルー』などの炒め物に最適です。熱帯アジアが原産で、独特の苦味があるので『ニガウリ』とも呼ばれています。このゴーヤの苦味成分には食欲増進に効果があるので、夏バテ解消にもなりますね。

表面がみずみずしく、つやつやしているものを選んでください。

●うりずん（シカクマメ）

さやの部分に4枚の翼を持ち、断面が四角なのが特徴的なうりずんは『シカクマメ』とも呼ばれています。ビタミンA、B1、Cやカリウムが豊富で栄養価が高い野菜です。

軽く茹でてから食べてください。

●モーウイ（赤毛瓜）

赤茶色の皮と白い果肉が特徴的なモーウイは、シャリシャリとした歯ごたえが特徴的でキュウリに似た味の野菜です。キュウリより青臭さがなく、淡泊な味がします。水分が多く、ビタミンＣやカリウムが含まれているので夏バテ予防に最適です。
皮が硬いので、むいてから和え物や酢の物などにして食べてください。

●島らっきょう

本土のらっきょうよりも小ぶりで、香りと辛味が強いのが特徴の島らっきょう。アデノシンを多く含むので疲労回復効果が期待できます。シャキシャキとした食感と独特の辛味はお酒のつまみにオススメです。

島野菜の栄養と特徴について説明させてもらいましたが、いかがだったでしょうか？ご紹介した野菜は私が普段からぬか漬けにして食べているものばかりです。その他にもまだまだ島野菜にはたくさんの種類があり、全部を紹介できないのが残念です。
最近では大きなスーパーでゴーヤを置いてあるのを見かけたりしますね。沖縄に行く機会があったら、新鮮な島野菜を是非食べてみてください。

## ぬか漬けの発酵パワー！

発酵食品でもあるぬか漬けの『ぬか』って何だと思いますか？

その正体は『米ぬか』。玄米を精米する時に出るお米の種皮や胚の部分の粉のことです。栄養素の割合でいうと米ぬかが9割以上、白米は1割未満ともいわれています。この米ぬかを発酵させたぬか床に漬けたものがぬか漬けです。野菜をぬか漬けにすることで、ぬか床の栄養成分が野菜に吸収されます。

その結果、ぬか漬けには豊富な栄養素と植物性乳酸菌が含まれるんです。

それではぬか漬けに含まれる主な栄養素と植物性乳酸菌の効果について説明します。

●ビタミンB群

野菜を漬けると米ぬかに含まれるビタミンＢ１が野菜の中に浸透します。その時にビタミンＢ１が約10倍に増えることがわかっています。このビタミンＢ１には、皮膚や粘膜の健康維持や、糖質の代謝を助けてエネルギーに変える働きがあるんです。またビタミンＢ２にもビタミンＢ１と同じく皮膚や粘膜の健康を保ち、脂質を体内でエネルギーに変えるための代謝を支えます。

●ビタミンＥ

ビタミンＢ群以外に含まれている栄養素ではビタミンＥがあります。このビタミンＥは強い抗酸化作用がある栄養素です。抗酸化作用とは老化の原因となる活性酸素から体を守る働きのことです。活性酸素が増えすぎると体の細胞を傷つけ、老化や動脈硬化、がんなどの原因になります。

●植物性乳酸菌

ぬか漬けに含まれる植物性乳酸菌は、植物由来の乳酸菌です。この植物性乳酸菌は生きて腸まで届き、善玉菌を増やし悪玉菌の繁殖を抑えてくれます。腸内環境が整うことで、免疫力の向上や美肌効果などの様々な健康効果が期待できます。

このようにぬか漬けには体に嬉しい効果がたくさんあるんですよ。

そんなぬか漬けにもデメリットは存在します。それは『塩分』なんです。いくら体に良いとはいっても食べ過ぎは禁物です。塩分の過剰摂取は高血圧や腎機能を低下させる原因になるので気をつけましょう。

## 味噌は医者いらず？

『まごわやさしい生発酵』の食事にしてからは、具沢山の味噌汁を毎日食べるように飲むようになりました。

古くから『味噌は医者いらず』という言い伝えがあるのを知っていますか？

味噌は大豆を発酵させて作られるのですが、発酵することで大豆に含まれる少量のアミノ酸やビタミン類が大量に作られるんです。そのため、大豆で摂取するよりも多くの栄養を摂ることができます。

また、その他にもタンパク質・イソフラボン・サポニン・褐色色素・食物繊維・リノール酸などの健康効果が期待できる栄養成分がたくさん含まれているんですよ。

味噌の効果や効能についてはこちらになります。

●生活習慣病の予防

味噌の色になっている褐色色素（メラノイジン）には食後の血糖値の緩和作用があるので、生活習慣病の予防効果が期待できます。

●コレステロール値の低下

大豆に含まれる成分サポニンには血中コレステロール値を低下させる作用があります。

このサポニンは味噌に加工された後も作用するので、高血圧や動脈硬化などの予防に効果的です。

●骨粗鬆症の予防

大豆の栄養成分として有名なイソフラボンは女性ホルモンに作用するので、更年期症状の緩和や骨密度の低くなる骨粗鬆症の予防に期待がされています。

●美白効果

味噌に含まれるリノール酸には、シミの原因であるメラニンの生成を抑制するのでシミ予防や美白効果も期待できます。

日本人の食生活に深い関わりがある味噌には女性に嬉しい効果効能がいっぱいです。毎日の食事に味噌を取り入れて『医者いらず』な健康な体を手に入れましょう！

## ぬか漬けと味噌は手作りしています！

私が作る『まごわやさしい生発酵』のメニューには必ずと言っていいほど、味噌汁とぬか漬けが入っています。

私、味噌汁にはこだわりがあるんです。前に味噌を自分で作ったこともあるんですよ。味噌に限らず、自分で作ったものって美味しいですよね。今は主に市販の味噌を使っていますが、私が好きなのは『合わせ味噌』。

合わせ味噌って種類の違う味噌を2種類以上配合したものを指すみたいです。最初から配合された状態で売っていたりもしますが、私は自家製でブレンドしています。すごく一般的な赤味噌と白味噌を適当な割合で、お椀の中で合わせてしまっています。この適当なところが私流。手抜きでも美味しければいいんです。

お味噌汁の具材はグリルで焼いた野菜、味噌はこさないで豆のザラザラ感を楽しむのが好きです。夫はお上品なので味噌はこしたのが好きみたいで、いつも自分で味噌をこしていますよ。我が家では、男性陣のほうが女性的なんですよね。

詳しいお味噌汁の作り方は１８０ページのレシピを参照してください。

それから、毎日食べているぬか漬けも私の自家製なんです。

皆さん、ぬか漬けってどんなイメージですか？

「樽や瓶を使って作っている」

「手に匂いがついて、ぬか漬け臭くなる」

「混ぜるのが大変」

「衛生管理や保存方法が難しそう」

私も最初は「ぬか漬けって自分で作っても美味しくできるのかな？」と心配でした。でも最近は簡単にぬか漬けが作れるセットが普通に売っているんですね。チャック付きの袋タイプもあって便利です。

私も実際に使っていますが、手が汚れないし、毎日かき混ぜなくていい。冷蔵庫に入れておけば、美味しいぬか漬けが簡単にできてしまいます。追加補充用のぬかも売っているものもあります。自分の好みのものを探してみるのもオススメです。


ぬか漬けはキュウリやニンジンがメインですが、その他にいろいろ漬けてみました。

例えば、ナス、長いも、オクラ、ミョウガ、大根、カブ、トマト、アスパラガス。

オクラとブロッコリーは軽く茹でてから使ってください。

変わり種では、モッツァレラチーズ、トマト、カボチャ、ゆで卵、アボカドなどもあります。アボカドは半分にして、皮と種が付いたまま漬けるんです。

沖縄野菜では、モーウイ、ゴーヤ、島らっきょう、うりずん（別名シカクマメ）なども美味しいですよ。うりずんも軽く茹でてから使ってください。

それから、この後ご紹介する鶏ササミ、イカのお刺身、鮭を使ったぬか漬けもご飯のおかずや酒のつまみになり、とても美味しかったです。

# ぬか漬け実験教室

ぬか漬けと言えば、キュウリ、大根、ニンジンなどの野菜が定番ですよね。

私が使っている市販のぬか床のパッケージには、漬ける材料の一例が載っているんです。

それを参考して私も最初のうちは野菜中心でぬか漬けにしていました。

でも、毎日ぬか漬けを食べているうちに、こんなことを思ってしまったんです。

「もっとぬか漬けのバリエーションを増やしたいな」

「例えば、肉とか魚ってどうなのかな？」

「そうだ、いろいろ試してみよう！」


というわけで、『ぬか漬け実験教室』を自宅で開いてしまいました。今のところ生徒さんはいませんけどね。私ってすごく好奇心旺盛な性格なんです。気になったことや、興味を持ったことはなんでもやってみたくなるんです。

では、『ぬか漬け実験教室』にお付き合いくださいね。

私が最初に実験食材に選んだのは、鶏ササミです。簡単な作り方を説明しますね。

【鶏ササミのぬか漬け】

〈材料〉

・鶏ササミ……2〜3本

〈作り方〉

1　タッパーにぬかを平にして入れる。

2　キッチンペーパーで鶏ササミを挟んでからぬかに入れる。

3　2〜3日したら取り出す。

4　グリルかフライパンで焼いてから食べてください。

（1本のままでも、切ってからでもどちらでもお好みで）

実際に食べてみての感想としては、味が薄いのでお好みで塩やワサビをつけたほうがいいです。スダチなどを絞ると上品な味になって良かったですね。絞ったスダチなど柑橘類と塩を混ぜたもので食べるのも美味しかったです。醤油だと濃くなってせっかくのぬかの香りが負けてしまう気がしました。

鶏ササミ以外にはイカのお刺身や鮭も試してみました。基本的な作り方は鶏ササミと同じになります。

鶏ササミとイカのお刺身はお酒のつまみ風でしたが、鮭のぬか漬けはご飯のおかずになる味でした。鮭は2日間漬けましたが、少し味が薄かったです。お醤油をかけて食べるか、漬ける時間ももう少し長くしたほうがいいかもしれませんね。

意外性のある食材ほど美味しかったりする場合もあると思いました。

美味しくできたものがある一方で、「ちょっと失敗かな?」「あまり美味しくないな」と感じた食材もありました。

例えば、スイカの皮は、浅漬けだと良かったのですが、漬け過ぎるとあまり美味しくなかったです。漬けた後のぬか床も水っぽくなってしまい残念な結果でした。他にも青パパイヤも漬けてみましたが、食べにくくなってしまった気がしました。

これらの失敗例は、私個人の感想なので参考程度にしてもらえればと思います。

発酵食品でもあるぬか漬けは、免疫力アップも期待できるので、毎日の食事に取り入れてみるのもいいですね。

## お家で簡単ストレッチ

月に1回の断食と『まごわやさしい生発酵』の食療法以外で、私が日々実践しているちょっとした健康法についてもお話しさせてください。

スポーツクラブに通っても長続きしない私なので、ガチのトレーニングは絶対ムリ。それでも慢性的な運動不足を何とかしたいと思っていました。断食や食療法でダイエットには成功したけど、健康のためにも適度な運動は必要なんです。月に数回は通っているカイロプラクティックの先生にも「簡単な運動でいいからやってね」と言われていました。ダイエットで痩せたことで、以前はすぐに息が上がってしまった運動もできるようになったので、今では簡単なものを毎日続けています。

その中からいくつかご紹介しますね。

●ジャンプでエア縄跳び

あくまでエアなので、縄跳びを持ってなくてもできる運動です。家の中で手軽に有酸素運動ができますよ。外で縄跳びをするのが恥ずかしい人はいいかもしれませんね。脚やお尻が鍛えられ、下半身の引き締めに効果的です。

【エア縄跳びのやり方】

1　肘を軽く曲げて、縄跳びの持ち手を持っているふりをします。
2　縄跳びをしているように、曲げたまま腕を回します。
3　同時に真上にジャンプする運動を繰り返します。

私はこのジャンプ運動を玄関でやっています。時間は5分くらいで、回数は気にせずやっています。食べ過ぎた後にやることが多いですね。

●肘つき腕立て伏せ

腕立て伏せは筋トレでは定番のメニューですよね。でもこの基本的な腕立て伏せが難しくてできない人は必見です。私がやっている『肘つき腕立て伏せ』ならとっても簡単。肘をつけるだけで、各段にやりやすくなるんです。

【肘つき腕立て伏せのやり方】

1　腕立て伏せの姿勢になり、膝を90度に曲げて床につけます。

2　肘を曲げて、胸が床につくくらいまで下ろします。
3　この姿勢を30秒キープします。
4　元の状態に戻してから、何度か同じ姿勢を繰り返します。
無理のない腕立て伏せなので、是非試してみてください。

●腿上げ運動
左右の太腿を交互に上げるだけでできる運動方法です。太腿や下半身全体の筋肉強化が期待できます。スッキリと引き締まった美脚を目指しましょう！

【腿上げ運動のやり方】
1　背筋を伸ばして真っすぐに立ちます。
2　左右の太腿を交互に腰の高さまでしっかり上げます。
3　腕を太腿の動きに合わせて前後に振ります。

この運動も、ちょっとした時間に家で数分やっています。最初は無理のない範囲内で行ってみてください。

私が実践している『お家でできる簡単ストレッチ』はいかがでしたか？　これらのストレッチは一例にすぎませんが、参考にしてみてください。

私のストレッチは、お金、道具、時間は必要なし！

大したことをしなくていいんです。朝でも夜でも、気がついた時に少しだけやってみること。とにかく続けることが大事です。そのためにはとにかく簡単に短時間でできる方法がいいですよね。

## 小顔を目指そう！

ストレッチは体だけではなく、顔にも必要だってこと知っていますか？

食療法でよく噛んで食べることを実践するようになってからは、同じ側だけで噛まないことを意識しています。私にも噛み癖があったみたいで、このままでは顔の左右のバランスが崩れてしまうところでした。

年齢とともに、フェイスラインのたるみ、目じりの皺、ほうれい線など気になる部分が出てきますよね。顔も運動不足だと筋力が衰えてしまうんですよ。だから私は体のストレッチ同様に顔のストレッチも行っています。

私が実際に実践している『お家で簡単にできる顔のストレッチ』をご紹介しますね。

●小顔になれる！『あいうえお運動』

芸能人みたいな小顔って憧れますよね。

「この女優さん、顔がめちゃくちゃ小さいなー」と、テレビを見ているといつも思ってしまいます。芸能人のようにとまではいかなくても、少しでも小顔に近づけたいですよね。

「顔が小さいですね」って女性にとっては嬉しい誉め言葉ですから。

フェイスラインを引き締め、小顔を手に入れましょう！

そんな小顔効果が期待できる『あいうえお運動』のやり方はこちらです。

1 「あ」と「お」の口の形を交互に30秒間ほど繰り返してください。

※「あ」…指が縦に3本入るくらいの大きさに口を開けてください。目元に力を入れずに、下の歯が見えないようにします。

※「お」…口の中に大きな空間を作るように、唇を軽くすぼませながら前に突き出します。

2 「う」と「い」も同様に行ってください。

※「う」…「お」の形よりもさらに唇をすぼめて前に突き出してください。

※「い」…上下の歯が見えるように唇を横へ大きく広げてください。

●たるみ解消『ぎゅっぱっ運動』

続いては、表情筋を鍛えて、目の下や頬のたるみを解消するストレッチです。目の回りには「眼輪筋」、口の回りには「口輪筋」という筋肉があります。この眼輪筋と口輪筋を鍛えることで、目じりのしわを薄く、また口元のほうれい線を薄くする効果が期待できます。

目元、口元のたるみを解消する『ぎゅっぱっ運動』のやり方はこちらです。

1　顔の中心に向かって思いっきり顔を「ぎゅっ」とすぼめ、全体の筋肉を収縮させます。
2　目を「ぱっ」と見開き、同時に口も大きく開け、顔全体の筋肉を外側に広げるように伸ばします。
3　この運動を5回繰り返してください。

●虫歯・口臭予防の効果も『舌回し運動』

これは小顔効果やほうれい線解消の他にも、虫歯・口臭予防も期待できる体操です。口の中で舌をグルグル回すだけなのでとても簡単です。

『舌回し運動』のトレーニングメニューはこちらです。
1　口を閉じた状態で、上の歯茎に舌をあてます。
2　そのまま、歯茎をなぞるように右回りに20回ほど回します。
3　同様に左回りに20回ほど回します。
これを1セットとして、1日3セットを行ってください。この『舌回し運動』をすることで、唾液がたくさん出るようになります。唾液には、虫歯や匂いの原因となる菌を殺菌する働きがあるので、虫歯・口臭の予防効果も期待できます。

これらの顔の運動はどれも家事の最中など、普段の生活に取り入れやすいものばかりです。私も掃除、料理の合間や猫と遊びながら顔の運動を自然に行ってしまっているんです。うっかりして人前でしてしまうと恥ずかしいですけどね。

皆さんも、試してみてはいかがですか？

## お風呂タイムの過ごし方

健康法と言えるほどではありませんが、毎日、湯船には浸かるようにしています。夏でも体って冷房で冷えるんですよね。冷えすぎて体調が悪くなったこともありました。

「お風呂入れるのが面倒くさいな」「シャワーだけでもいいかな」

なんて思う時もありますけどね。

でも、せっかく痩せて健康になれたから、この状態をキープしたいと思ったんです。太りにくく、痩せやすい体質になるために代謝アップさせることが必要です。それから病気をしない健康な体には免疫力アップも欠かせませんね。

湯船に浸かると体を温めるだけでなく、心を落ち着けるリラックス効果も得られます。リラックス効果を高めるのに、入浴剤は必ず入れるようにしているんです。ドラックストアで買えるようなもので特別なのではありませんよ。

お気に入りはにごり湯タイプの白くにごるもの。お湯の温度は40度くらいで比較的温めにして、長く浸かるようにしています。

それからシャンプーは1日おきにするようにしています。前にも書きましたが、無理なダイエットの影響で髪の毛がパサパサ、ボロボロになってしまいました。そのため、なるべく洗いすぎないように気をつけています。

いつもお世話になっている美容師さんに「お湯だけでも髪の毛の汚れは落ちるんですよ」と教えてもらいました。だから今はお湯だけのシャンプー『湯シャンプー』をしています。そのかいがあって、最近は髪の毛の調子も大分復活してきて、嬉しく思っています。

私が感じたのは、何でもやりすぎない、シンプルなのがいいということ。食べるものも粗食でシンプルに、髪の毛やお肌のケアもシンプルに。そのほうが心も体もスッキリ、軽くなるんです。

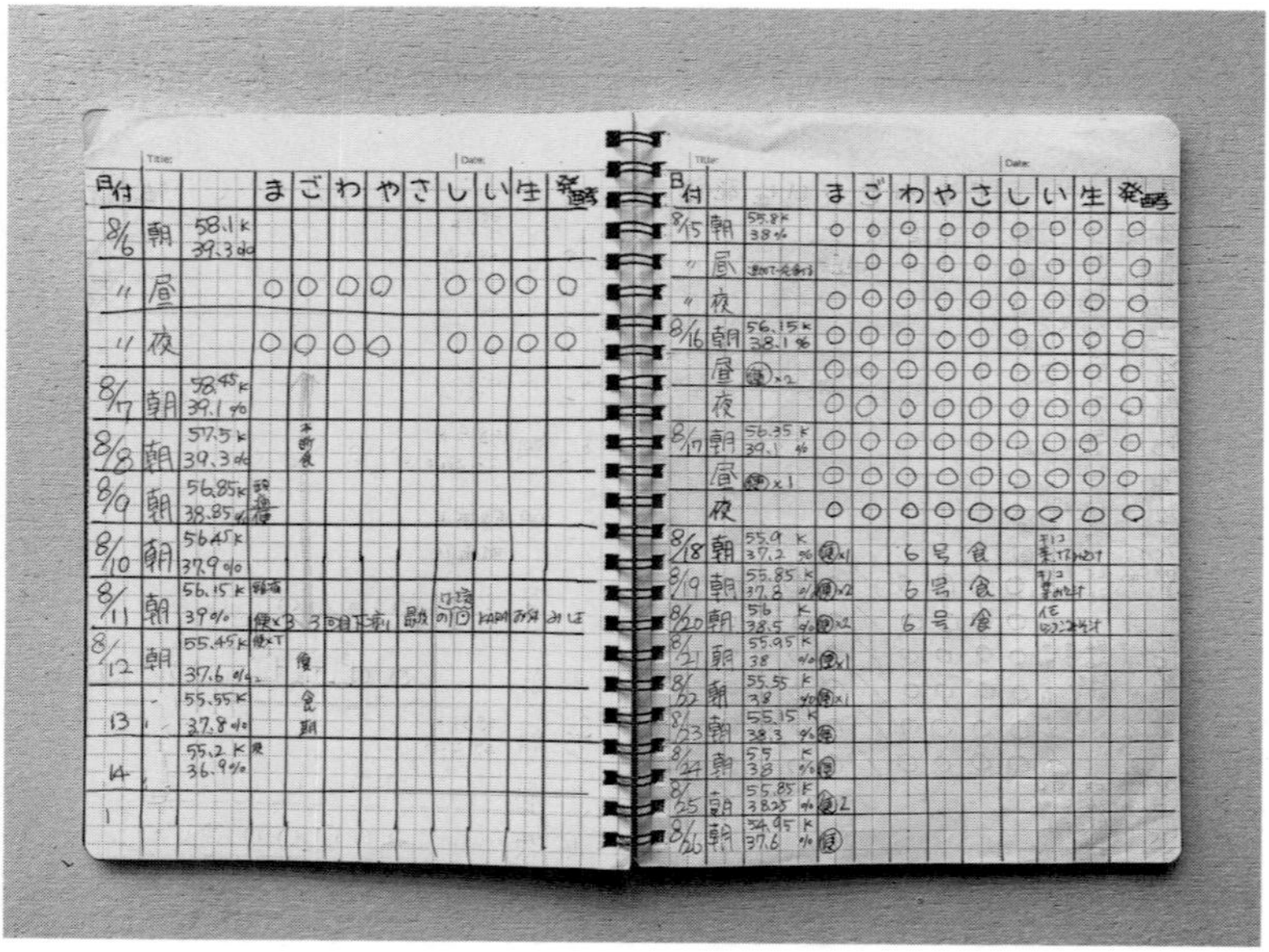


このノートは 日々の食事のチェックをするために作ったものです。 日付、体重、ま・ご・わ・や・さ・し・い・生・発酵の 漏れがないかチェックができるようになっています。気になる体調のことや、お通じの回数なども書き出しています。ノートの中の『六号食』とは玄米ご飯、味噌汁、漬物の食事のことです。

# 第4章

# 私のオリジナルメニュー

## 1週間分のランチメニューとレシピ

『まごわやさしい生発酵』の食材で作った1週間分のオリジナルメニューとレシピをご紹介させていただきますね。私が撮った食事の写真と一緒にご覧ください（193ページ～）。

1週間すべてに共通する味噌汁のレシピは179ページに記載してあります。

●月曜日

・寝かせ玄米（長芋、ジャコのせ）
・味噌汁（重ね煮※、間引きした葉っぱ）
・冷奴（トマト、もずく、海ぶどう、ミョウガ、シソ、ゴマペースト醤油味）
・ぬか漬け（キュウリ、大根、ニンジン）

〈作り方〉

1　冷凍していた玄米ご飯を解凍しておく。

2　玄米ご飯を茶碗によそって、上に長芋とジャコをトッピングする。

3　豆腐にトマト、もずく、海ぶどう、ミョウガ、シソを盛りつけて、上から醤油味のごまペーストをかける。

4　ぬか漬けのぬかを軽く水で洗い流す。

5　ぬか漬け（キュウリ、大根、ニンジン）を食べやすい大きさに切り、盛り付ける。

※重ね煮（ニンジン、キノコ、タマネギ）の詳しいレシピは75ページをご参照ください。

●火曜日

・寝かせ玄米
・味噌汁（舞茸、小松菜）
・ごま豆腐（わさび醤油）

・ハタハタ、スダチ、オクラ、サツマイモ
・ぬか漬け（大根、ニンジン、キュウリ、ナス）
・びわ
〈作り方〉
1　冷凍していた玄米ご飯を解凍しておく。
2　ごま豆腐にわさび醤油をかける。
3　ハタハタ、スダチ、オクラ、サツマイモを皿に盛りつける
4　ぬか漬けのぬかを軽く水で洗い流す。
5　ぬか漬け（大根、ニンジン、キュウリ、ナス）を食べやすい大きさに切り、盛り付ける。

●水曜日
・寝かせ玄米（ゴマ）
・味噌汁（キノコ、アーサー）

・鶏ハム（バジルソース）
・生野菜、スナップエンドウ、トマト、ひよこ豆、ニンジン、花
・ぬか漬け（キュウリ、ニンジン、大根）
・ブドウ
〈作り方〉
1　冷凍していた玄米ご飯を解凍しておく。茶碗によそい、ゴマをかける。
2　生野菜、スナップエンドウ、トマト、ひよこ豆、ニンジン、花を皿に盛りつける。
3　ぬか漬けのぬかを軽く水で洗い流す。
4　ぬか漬け（キュウリ、ニンジン、大根）を食べやすい大きさに切り、盛り付ける。

【鶏ハム（バジルソース）のレシピ】
〈用意するもの〉
・低温調理器

〈材料〉
・鶏胸肉皮なし2枚
・塩（肉の重さの5％）
・胡椒
・はちみつ大さじ1と1／2
・ローリエ2枚
・ガーリックパウダー少々
〈作り方〉
1　鶏肉の余分な脂取り、観音開きにして厚さ1センチくらいになるように均一にする。
2　ラップをして叩きのばす（ロール状にするため、ちぎれないようにする）。
3　水分を取った肉を袋に入れて、全ての調味料を入れてよく揉む。
4　空気を抜いて冷蔵庫で1日寝かせる。
5　冷蔵庫から肉を取り出し、1時間水につけ塩抜き途中水を入れ替え、時々かき混ぜる。

6　塩抜きした肉の水分を取ってラップを広げて肉をキャンディー状に端からクルクルと巻く（直径5センチの円柱状）巻き終わりのラップを両サイドからしっかり結ぶ。

7　61度で3時間40分ほど低温調理する。

8　できたら急冷する。

9　スライスして食べる。

お好みでバジルソースなどかけてみてもいいです。あっさり、ヘルシーで美味しいですよ。ソースを変えてバリエーションを楽しんでみてもいいですね。

※低温調理器によって設定が異なる場合があります。お使いの低温調理器の使用方法や商品説明書をご確認ください。

●木曜日

・寝かせ玄米
・味噌汁（キノコ、厚揚げ、ブロッコリー、こんにゃく、小松菜、ドラゴンフルーツの蕾）
・冷奴（ホタテ、トマト、オクラ）
・ぬか漬け（トマト、モーウイ、ゴマ）

〈作り方〉

1　冷凍していた玄米ご飯を解凍しておく。
2　豆腐にホタテ、トマト、オクラをトッピングする。
3　ぬか漬けのぬかを軽く水で洗い流す。
4　ぬか漬け（トマト、モーウイ）を食べやすい大きさに切り、盛り付ける。
5　ぬか漬けにゴマを振りかける。

●金曜日

・寝かせ玄米（とろろ芋、ジャコ、ゴマ）
・味噌汁（厚揚げ、もずく、ブロッコリー、こんにゃく、キノコ）
・トマト、バジル
・ぬか漬け（モーウイ、トマト）

〈作り方〉

1　冷凍していた玄米ご飯を解凍しておく。
2　玄米ご飯を茶碗によそい、とろろ芋をかける。ジャコ、ゴマをトッピングする。
3　トマトを切り、バジルをかける。
4　ぬか漬けのぬかを軽く水で洗い流す。
5　ぬか漬け（モーウイ、トマト）を食べやすい大きさに切り、盛り付ける。

●土曜日

・寝かせ玄米おにぎり（海苔、しそ）
・味噌汁（厚揚げ、こんにゃく、キノコ、小松菜）
・シシャモマリネ（玉ねぎ、人参、パプリカ、ミックス豆）
・ぬか漬け（キュウリ、ニンジン、ナス、ゴマ）

〈作り方〉
1　冷凍していた玄米ご飯を解凍しておく。
2　玄米でおにぎりを作り、海苔とシソをかける。
3　ぬか漬けのぬかを軽く水で洗い流す。
4　ぬか漬け（キュウリ、ニンジン、ナス）を食べやすい大きさに切り、盛り付ける。
5　ぬか漬けにごまを振りかける。

【シシャモマリネのレシピ】

〈材料〉

・シシャモ

Aホワイトバルサミコ酢…適量

Aオリーブオイル…適量

Aブラックペッパー…少々

〈作り方〉

1 シシャモを焼く

2 Aの調味料を合わせて、マリネの漬け汁を作る。

3 シシャモが焼きあがったら漬け汁に漬けて冷蔵庫で冷やす。

※ホワイトバルサミコ酢、オリーブオイル適量、ブラックペッパーが家庭にない場合は、市販のマリネの素などを使ってみてもいいです。どちらもない時はポン酢などでも美味しくいただけます。

※自宅にある調味料を代用してマリネの漬け汁を作る時は
酢…大さじ2、砂糖…大さじ1、オリーブオイル…大さじ1～2、ブラックペッパー…
適量を使っても美味しくできます。

シシャモの量によって味を調整してみてください。

●日曜日
・寝かせ玄米
・味噌汁（キノコ、こんにゃく、ブロッコリー）
・冷奴（トマト、万願寺とうがらしジャコ炒め）
・ぬか漬け（キュウリ、ニンジン、ミョウガ、ゴマ）
〈作り方〉

1　冷凍していた玄米ご飯を解凍しておく。
2　豆腐、トマトを食べやすい大きさに切り盛り付ける。
3　豆腐に万願寺とうがらしジャコ炒めをかける。
4　ぬか漬けのぬかを軽く水で洗い流す。
5　ぬか漬け（キュウリ、ニンジン、ミョウガ）を食べやすい大きさに切り、盛り付ける。
6　ぬか漬けにゴマを振りかける。

【万願寺とうがらしジャコ炒めのレシピ】

〈材料〉
・万願寺とうがらし　適量
・ジャコ
・醤油　少々
・ゴマ油　大さじ1

〈作り方〉

1　万願寺とうがらしを斜め切りにする。

2　フライパンにゴマ油大1ほど入れて温める。

3　万願寺とうがらし入れて炒める。

4　ジャコを入れ、軽く混ぜて醤油を回し入れる。

京野菜の万願寺とうがらしは、辛みがなく子供から大人まで幅広く食べられる夏野菜です。おかずにも、おつまみにも最適ですよ。

## 水出汁で作る味噌汁レシピ

1週間分のオリジナルメニューの中に共通して入っている味噌汁のレシピをご紹介しますね。私が作る味噌汁は、水出汁を使った具沢山でボリューム満点。自慢の一品です。水出汁は冷蔵庫で一晩置くだけで、お手軽にできて、すごく美味しいんです！

【水出汁のレシピ】

〈用意するもの〉…麦茶などを作るボトル

〈材料〉

・鰹節、昆布、干しシイタケ、いりこ　適量

〈作り方〉

1　麦茶などを作るボトルを用意する。

2　ボトルに鰹節、昆布、干しシイタケ、いりこ（下処理する）を入れる。

※出汁にする乾物はお好みで選んでください。

3　ボトルに水を入れて冷蔵庫で一晩置く。

私は味噌汁に使ったら、すぐに次の日に使う出汁をつくり冷蔵庫へ入れて使っています。

【味噌汁のレシピ】

〈材料〉

・赤味噌、白味噌、合わせ味噌などお好みで

・味噌汁に入れる具材

・冷蔵庫で一晩置いた水出汁

〈作り方〉

1　鍋に味噌汁に必要な分の出汁を入れる。

2　鍋に火をつけ、出汁を温める。

3　加熱が必要な具材がある時は、出汁と一緒に入れる。

4　お椀に味噌を1杯分入れておく。

5　出汁と具材に火が通ったら、味噌が入ったお椀にそそぐ。

6　お椀の中で出汁と味噌を混ぜる。

この味噌と出汁をお椀の中で合わせる方法だと、味噌の風味やうま味成分が損なわれることなく、美味しくいただけますよ。この方法は、私の気に入りの作り方なので、是非試してみてくださいね。

水出汁に使った干しシイタケは、味噌汁の具に使うことも頻繁にしています。

残りの出汁がらは、細かく刻んで簡単に佃煮にすることができて、美味しく食べられます。冷凍しておいて、後からまとめて作ってもいいです。

【出汁がらを使った佃煮のレシピ】

〈材料〉

・水出汁を作る時に使った昆布、鰹節などの出汁がら

・醤油…適量

・みりん…適量

・ゴマ…少々

〈作り方〉

1　昆布、鰹節などを食べやすい大きさに刻む。

2　鍋に刻んだ昆布、鰹節と水と醤油、みりんを入れる。

3　昆布が柔らかくなるまで弱火で煮る。

4　汁が少なくなるまで、焦がさないように注意して煮る。

5　できあがったらゴマをふる。

ゴマがない場合はそのままでも大丈夫です。

今回は醤油とみりんを使った作り方ですが、麺つゆを代用することもできます。その他にも、すき焼きのタレでも美味しくできました。いろいろ試してオリジナルの味付けにしてみてください。

この佃煮は水出汁で使った材料を無駄なく最後まで食べられるので、是非作ってみてくださいね。美味しくて、ご飯が進むので食べ過ぎには注意が必要ですね。

## ランチはお家で、時々外食

私のオリジナルメニューはいかがだったでしょうか？

とっても美味しそうに写真が撮れて、大満足です。もちろん食べても美味しいんですよ。

このメニューは、私がランチに実際に食べたもので、夕飯も同じような内容で食べています。


平日は仕事があるので、時間がある時は一度家に戻って作り置き食材を使って食べているんです。家と仕事場があまり離れていないのでできることですね。本当はお弁当でも作ったほうがいいのかもしれませんけど。でも面倒だし、朝の時間は貴重なんです。家で食べるほうが落ち着くってこともありますしね。特に最近は家をリフォームしてキレイ、スッキリ片付いて居心地が前以上にいいんです。可愛い猫ちゃん達と楽しいランチタイムを満喫しています。

それから記録と趣味を兼ねて、食事の写真を撮っているので、何かと都合がいいんです。食器やライティングにも私なりのこだわりがあるものですから。

とは言いましても、外食してしまう時もあります。仕事場の近くには『寝かせ玄米』が食べられるお店があるので助かっています。でも玄米のお店だけではなく、あまり気にせず好きなものを食べるようにしています。やっぱり外食って楽しいですものね。そういう日はちゃんと夜の食事で食べ過ぎないように調整すれば大丈夫！

昼の食事では玄米は毎日食べていますが、夜はあまり玄米を食べないようにしています。お米の代わりに食べているのが豆腐。お気に入りは『成城石井のお豆腐』。お豆腐は冷蔵庫に常備していますが、私は昔から絹ごし豆腐派ですね。本当はエネルギーや栄養素が高い木綿豆腐を食べたほうがいいのかな？　好みは人それぞれですから。私は絹ごし豆腐の柔らかくて滑らかな舌触りが美味しいと感じてしまうんです。

こんな具合に食療法といっても「絶対これがダメ！」って感じではないんです。私は外食だってするし、時には食べ過ぎてしまうことも。そういう日があるので、玄米ご飯のメニューにも飽きがこなくて、長続きできるのだと思います。

## お手軽・時短で作って食べるワンポイント

『まごわやさしい生発酵』はこれら9品目の食材を食べる食療法ですが、始めた頃は「上手く作れるかな？」と正直不安でした。

「9品目も食事に入れるのは大変そうだな……」

「外食に慣れているから、自分で作るのはちょっとな……」

「料理に時間をかけたくない」

この本を読んでいる皆さんも、こんな風に思っていたりしませんか？

私は本来ずぼらな性格なので、手間ひまをかけた料理だときっと続かないと確信していました。だから時間をかけないで、簡単に食べるということを心掛けていました。私の場合、食べるものに関しては毎日同じでも全然飽きないのがよかったです。


お気づきかもしれませんが、基本のメニューは、玄米、味噌汁、冷奴、ぬか漬けで構成されていて、ほぼパターンは同じなんです。トッピングや味噌汁の具材でバリエーションを増やすように意識はしていますけど。少しだけ違うものを入れるだけで、飽きることなく食べられるんですよね。

ここでは、『まごわやさしい生発酵』の食材をバランスよく、パパっと時間をかけずに食べる方法をご紹介しますね。

●玄米ご飯は冷凍保存

玄米は固いので、長く浸水しないと柔らかくならないんですよね。私が食べている寝かせ玄米は発芽酵素玄米なので、玄米を発芽させるのに17時間、炊いてから保温で3日間とにかく時間がかかります。

そんな時は冷凍保存がオススメ。一度にたくさん炊いて、1回に食べる分ごとに小分けにして冷凍すれば、食べたい時にすぐ解凍して食べられて便利ですよ。

●具沢山の食べる味噌汁

私の味噌汁は具材がたっぷりで飲むというより、食べるといった感じ。出汁をとるのに使ったシイタケをそのまま具材にして、後はブロッコリーやこんにゃくを入れてみます。そうすると『ま（豆）』、『や（野菜）』、『し（キノコ類）』、『い（いも）』、『発酵（発酵食品）』

の5品目が摂れてしまいますね。

最近のお気に入りはサバの味噌汁。サバ缶（水煮）を使うととっても簡単で美味しいんです。味噌汁だけで、『さ（魚）』のタンパク質が摂れるのがいいですね。水煮の缶詰めと出汁とお椀の味噌を混ぜるだけでできます。私はたっぷりのネギと一緒に食べるのがお気に入りです。

●豆腐にいろいろトッピング

これも味噌汁と同じやり方ですね。例えば豆腐にジャコ・もずく・トマトをトッピングすると、『ま（豆）』、『わ（ワカメ）』、『や（野菜）』、『さ（魚）』の4品目が摂れます。オリジナルメニューの中でも紹介したレシピ『万願寺とうがらしジャコ炒め』も参考にしてみてくださいね。

●具材とトッピングは作り置き

味噌汁の具材、冷奴のトッピングに使えるものは下ごしらえして、作り置きしておくと便利です。

・ブロッコリーなどの野菜は下茹でしておく。
・厚揚げは熱湯をかけておく。
・こんにゃくは湯通ししておく。

それぞれ食べやすい大きさに切っておくとすぐに使えます。私は2、3日で使いきる量を空いている時間に作って冷蔵庫に入れています。

●メニューの一品に刺身を加える

食事のメニューに刺身を加えるだけで、『さ（魚）』と『生（生のもの）』の2品目がクリアできます。刺身はスーパーなどで買ってきて、お皿に盛りつけるだけです。

こんな風に簡単・時短で食べられるように私は工夫しています。ご飯にかけるだけ、豆腐にのせるだけ、味噌汁に入れるだけで簡単に『まごわやさしい生発酵』の食材が摂れてしまいます。

「こんなの手抜きだ」と言われてしまいそうですが、それでいいんですよ。

手抜きできるところは手抜きして、頑張らないで、楽しく食べることが長く続けるコツなんです。

## 私のオススメ食材と調味料

1週間のオリジナルメニューで使った食材や調味料は、私が普段のお料理でも実際に使っているものです。特にオススメのものを厳選してご紹介しますね。

ネット通販や店舗でも買えるものばかりなので、興味のある方は参考にしてください。

【食材・調味料リスト】

1 インカグリーンナッツ・インカインチオイル（アルコイリスカンパニー）
2 亜麻仁油（紅花食品）
3 樽底の梅（明治屋）
4 おばあちゃんの味　熟成ぬか床　スタンドパック（樽の味）
5 醤油（三ツ星）
6 みりん（河内）
7 千鳥酢（村山造酢株式会社）
8 ヴィラブランカオーガニック・オリーブオイル
9 旭ポンズ（株式会社旭食品）
10 あまざけ（八海山）
11 調整豆乳（タニタカフェオーガニック）
12 粟國の塩（沖縄海塩研究所）

13　屋我地島の塩（ベルク食品）
14　鰹かれぶしけずり（まるてん）
15　いりこ（やまくに）
16　石垣島のおいしいお砂糖
17　酵素ジュース（ファスティングライフ）
18　水（クリスタルガイザー）

実はまだたくさんあって、全部をご紹介できないのが残念です。

私は料理の腕に自信がないので、調味料などは良いものを使いたいって思ってしまうんです。美味しい調味料を使えば、何でも美味しくなるはずです。

リストの商品は、私がいろいろ試して美味しかったもの、良かったものだけなので、オススメできるものばかりです。

まごわ
やさしい
生発酵

# 1週間ランチメニュー

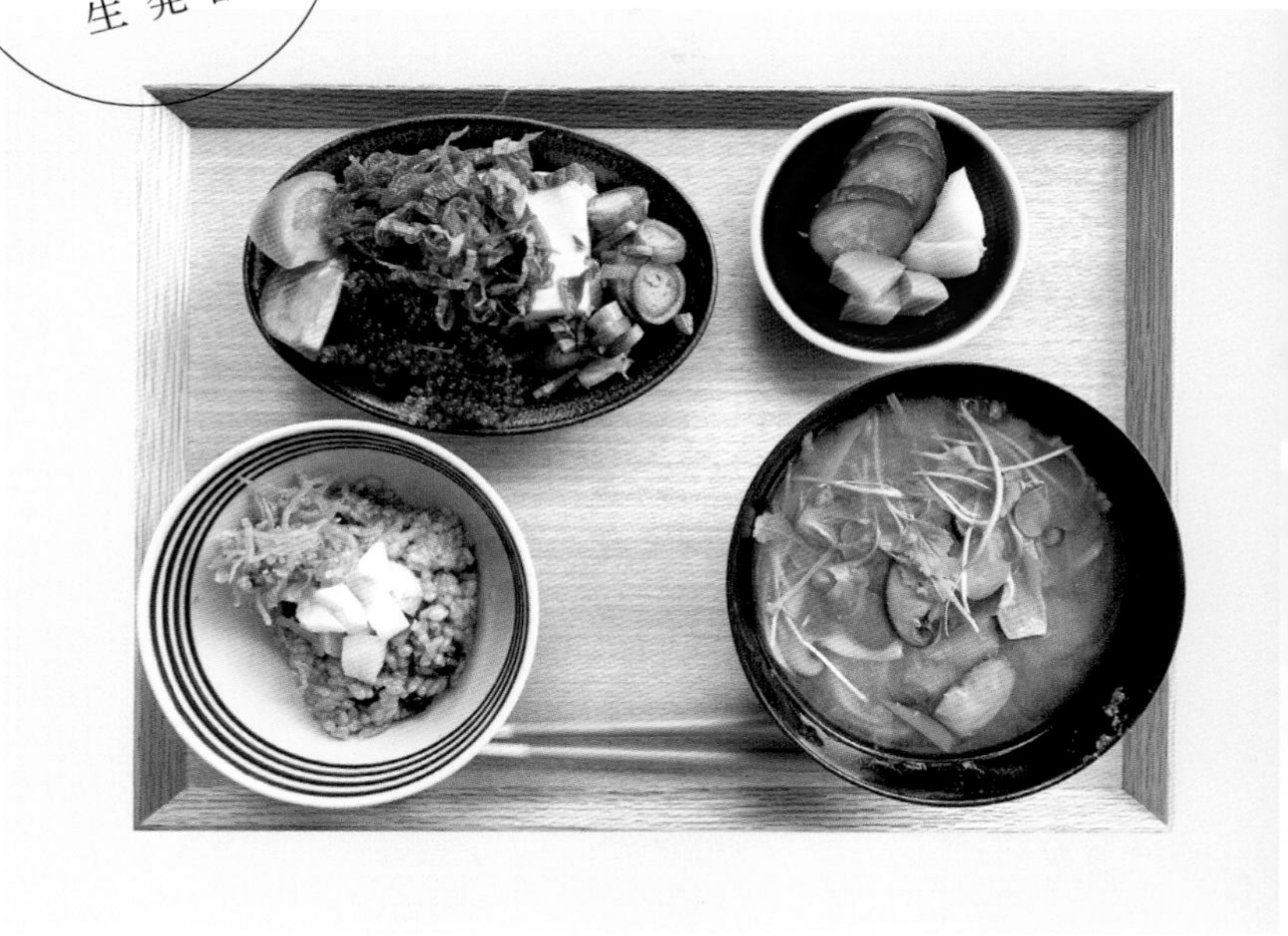

## 1日目（月曜日）

長芋とジャコでボリューム感のある玄米ご飯。味噌汁には素材のうま味たっぷりの重ね煮が入ってます！　沖縄をイメージした冷奴には、もずく、海ぶどう、ミョウガ、シソをトッピング！　ぬか漬けは定番野菜のキュウリ、大根、ニンジン。

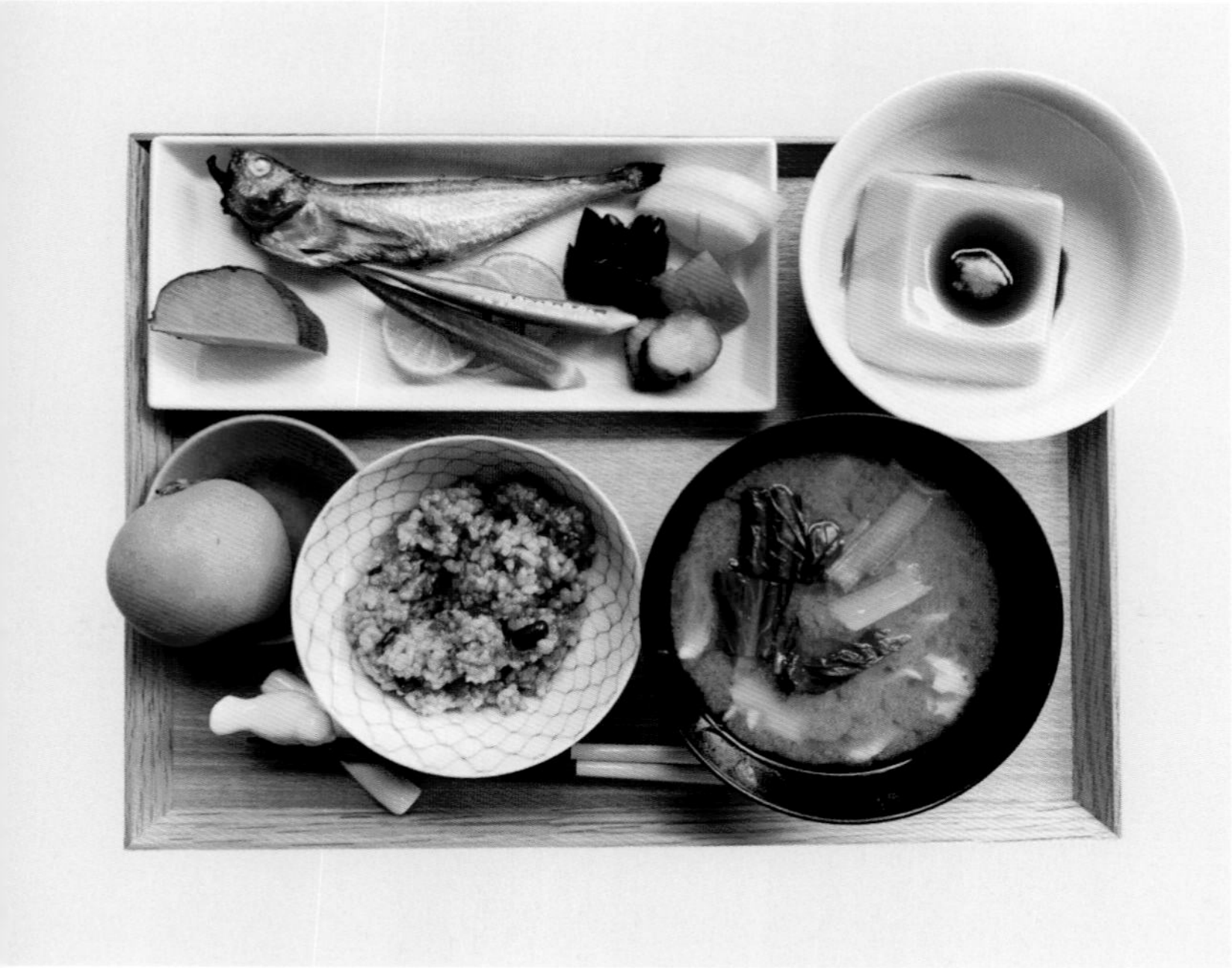

## 2日目（火曜日）

小骨が少なく食べやすいハタハタは、小ぶりながらも柔らかくて美味しいです！　味噌汁の具材にはマイタケ、小松菜を使用。ゴマ豆腐はわさび醤油でサッパリと。ぬか漬けには大根、ニンジン、キュウリ、ナスを使用。食後のデザートにはビワをおひとついかがですか？

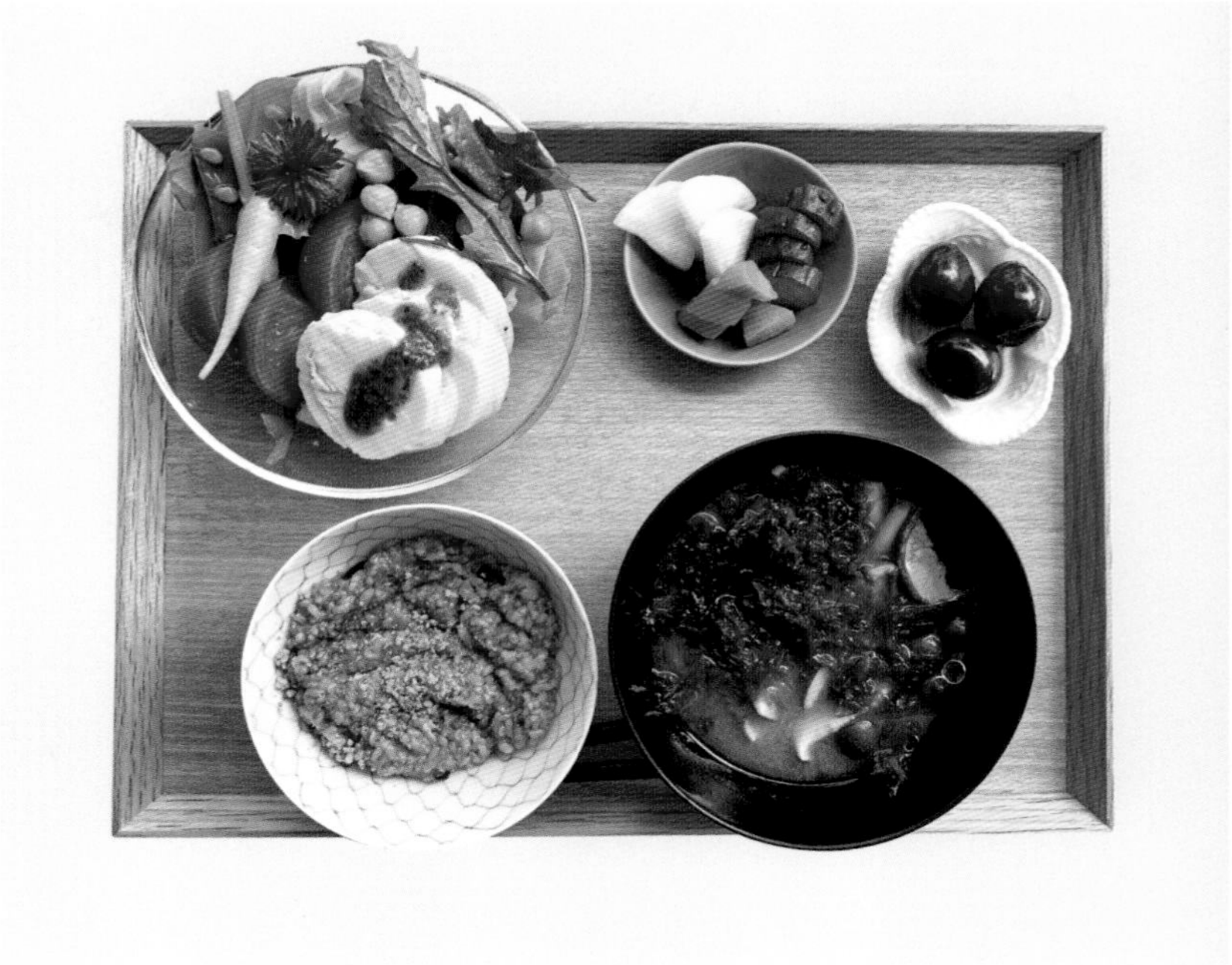

# 3日目（水曜日）

低温調理した鶏ハムは柔らかくてヘルシー！　お好みでバジルソースをかけてみてください。味噌汁には沖縄食材のアーサーをたっぷり入れてみました！　海の幸が香る一品です。ぬか漬けは定番野菜のキュウリ、大根、ニンジン。食後のデザートにはブドウを少しだけ。

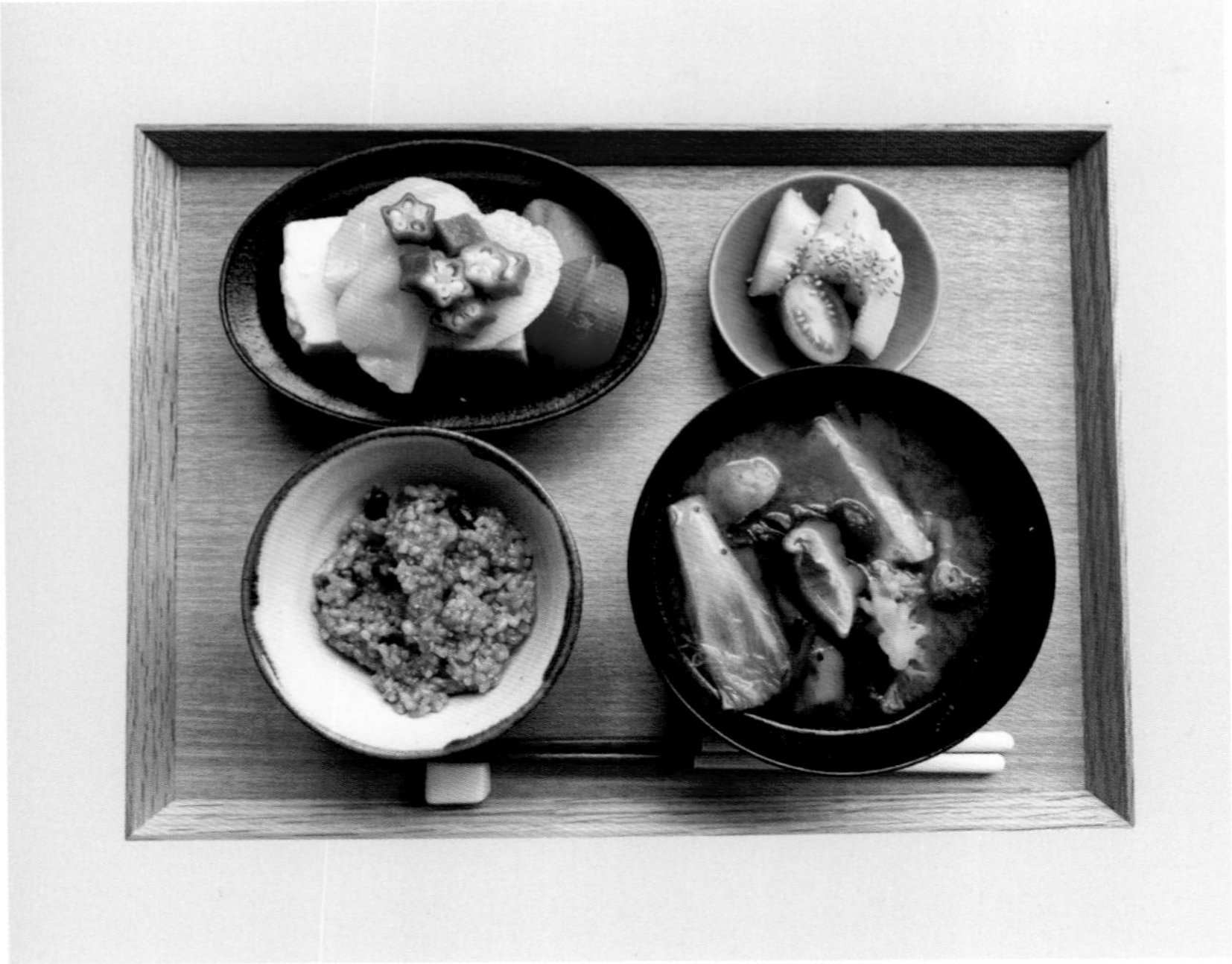

# 4日目（木曜日）

キノコ、厚揚げ、ブロッコリー、こんにゃく、小松菜、ドラゴンフルーツの蕾の全部で6食材が入った具沢山の味噌汁。この味噌汁だけで満足すること間違いなし！冷奴にはホタテとオクラをトッピングしました。ぬか漬けはトマトと沖縄野菜のモーウイを使っています。

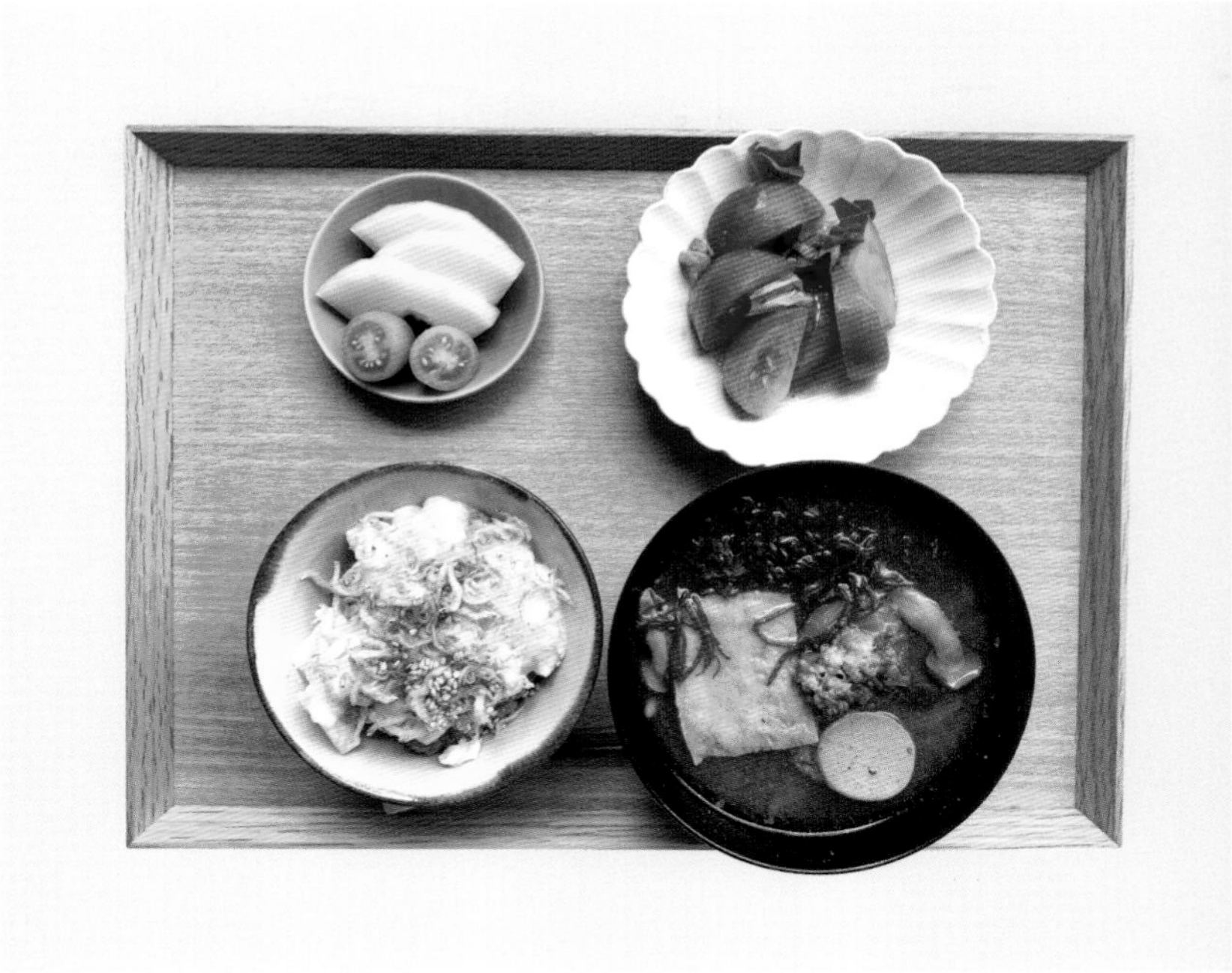

## 5日目（金曜日）

この日の玄米はとろろご飯。ジャコとゴマをかけて美味しくいただきました。味噌汁には、大き目に切った厚揚げ、もずく、ブロッコリー、こんにゃく、キノコの5食材で相変わらずの具沢山！　新鮮なトマトにはバジルを添えて。ぬか漬けは沖縄野菜のモーウイとトマト。

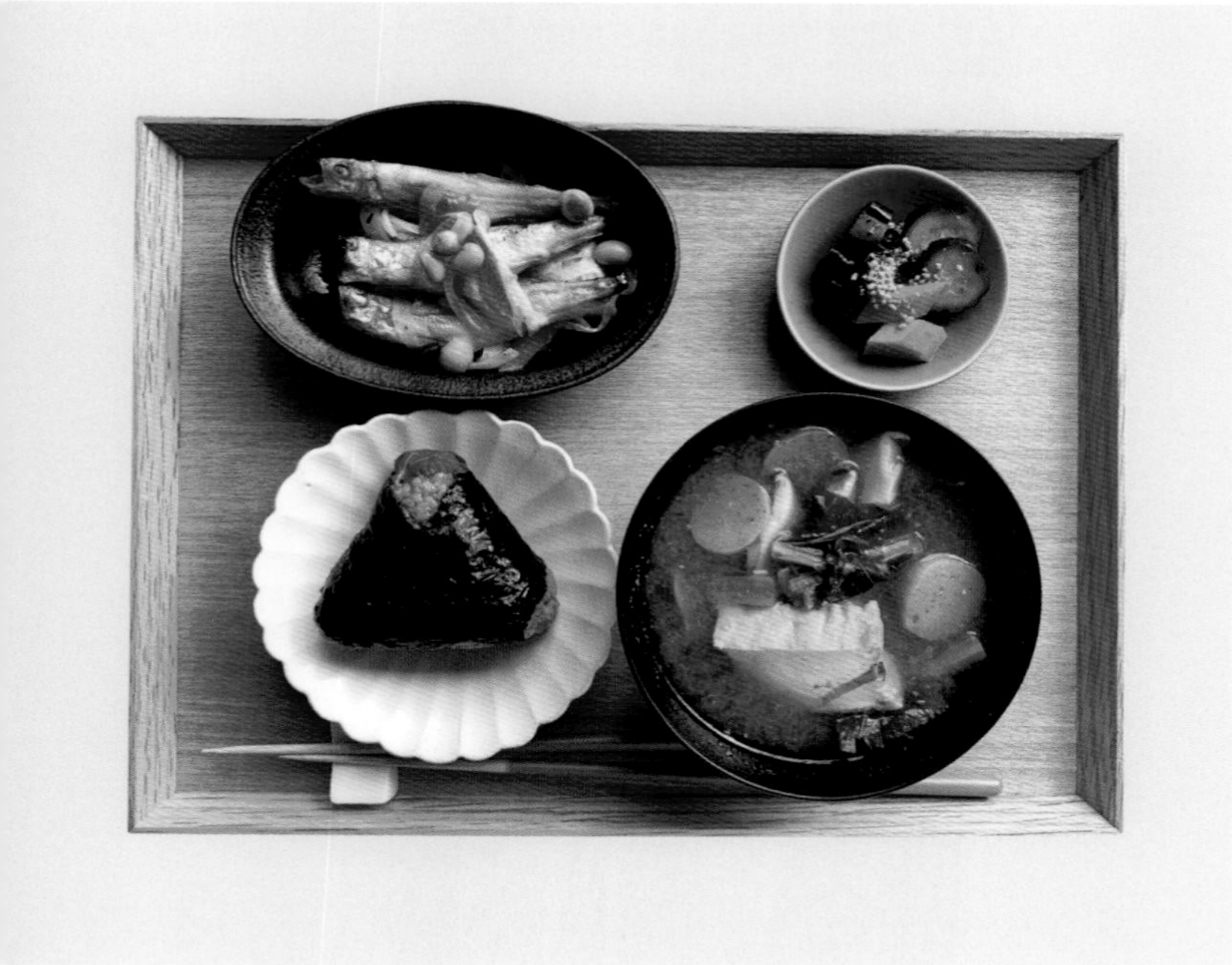

# 6日目（土曜日）

玄米おにぎりに海苔を巻いてみました。冷蔵庫で一晩置いたシシャモのマリネは味が染みて美味しく食べられます！　味噌汁は、厚揚げ、こんにゃく、キノコ、小松菜を具材にしました。キュウリ、ニンジン、ナスのぬか漬けにゴマをかけて。

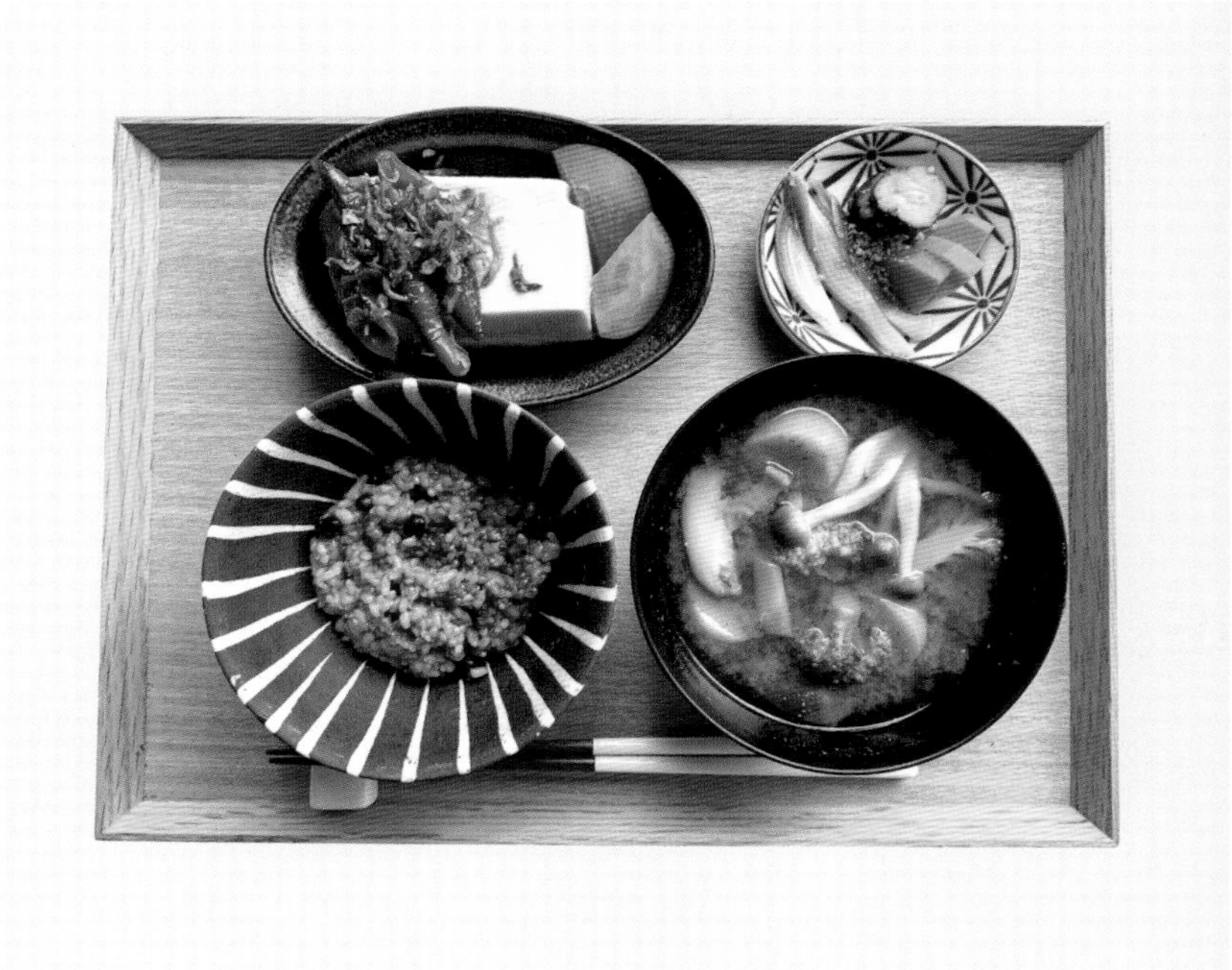

## 7日目（日曜日）

自家製の万願寺とうがらしジャコ炒めを冷奴にトッピング！　京野菜の万願寺とうがらしは、辛みがなくて食べやすいですよ！　キノコ、こんにゃく、ブロッコリーが入った味噌汁。ぬか漬けはキュウリ、ニンジン、ミョウガにゴマをかけて。

# ファスティング

準備期・回復期メニュー

## 準備期の食事 1

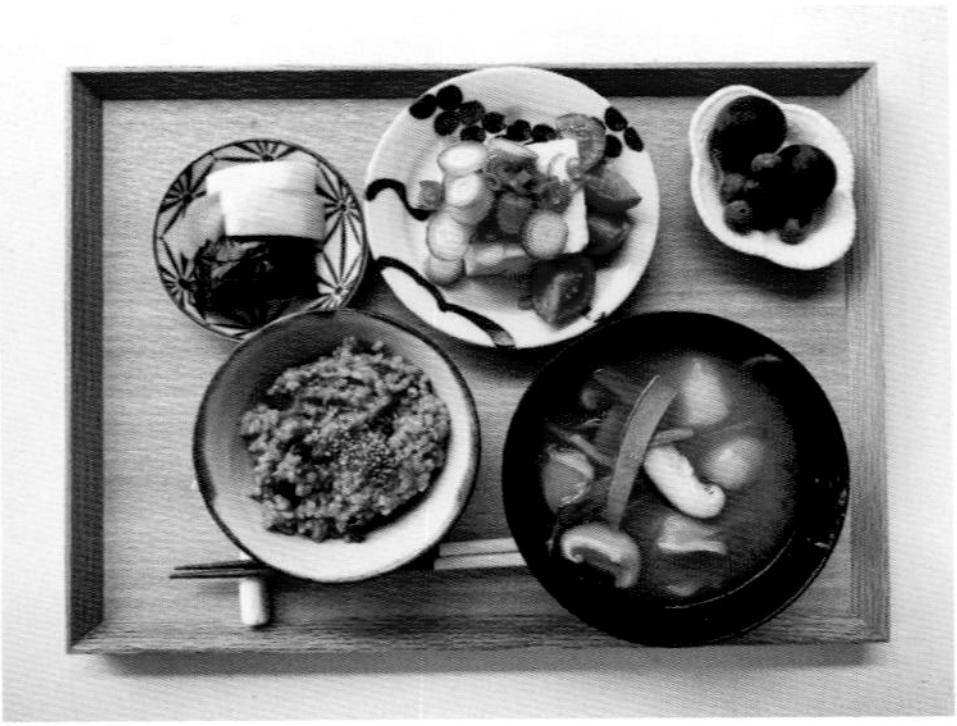

準備期は「まごわやさしい生発酵」の食材を食べます。ここで注意したいのは、「さ…魚・肉（タンパク質）」抜きにするということ。

●発芽酵素玄米（ゴマ）、味噌汁（キノコ、ニンジン、こんにゃく、サツマイモ）、冷奴（ミョウガ、トマト、ネギ）、ぬか漬け（ナス、大根、ニンジン）、ブドウ、ブルーベリー（庭で収穫）

## 準備期の食事 2

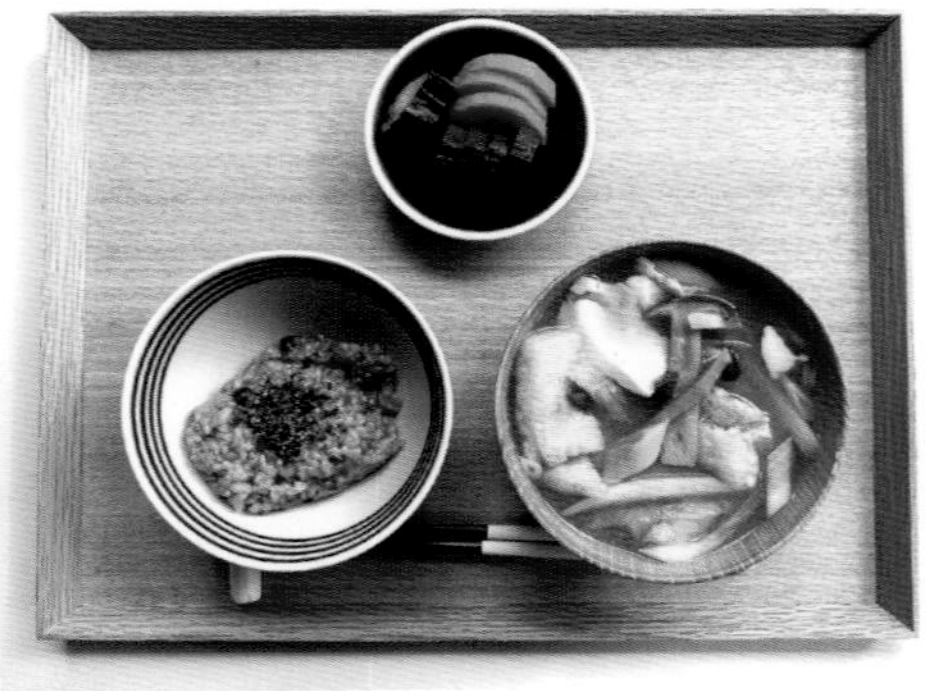

こちらも準備期の食事です。「さ…魚・肉（タンパク質）」抜きですが、味噌汁は具沢山なので十分満足できますよ！断食に向けてしっかりと準備しましょう！

●発芽酵素玄米（ゴマ）、味噌汁（豆腐、重ね煮、油揚げ、ネギ）、ぬか漬け（キュウリ、ナス、ニンジン）

## 回復期の食事 1

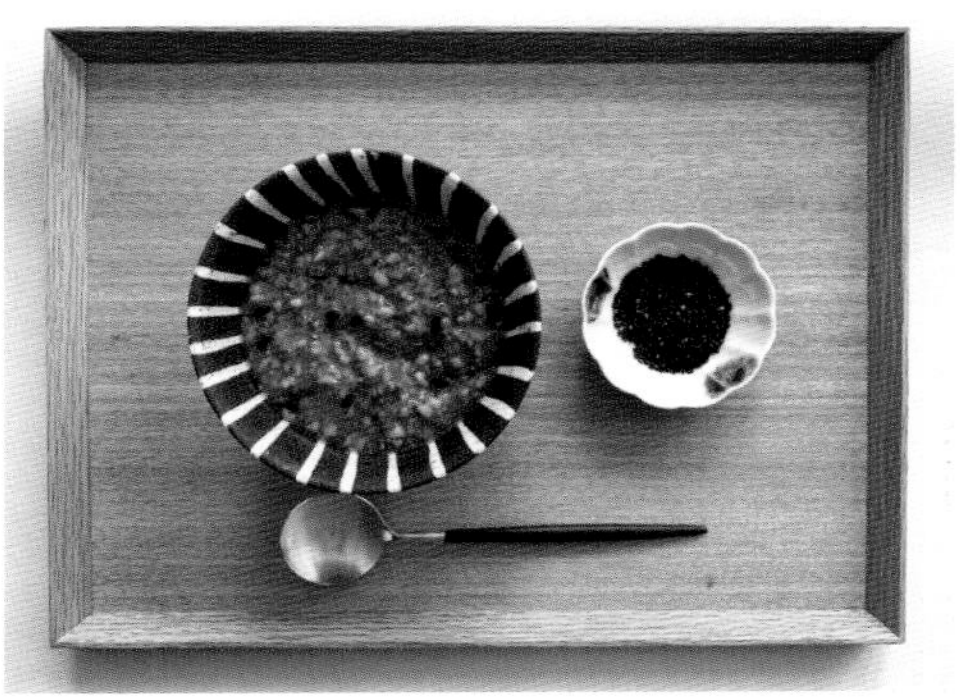

回復期はお粥などの消化の良いものから食べ始めましょう。準備期と同じで「さ…魚・肉(タンパク質)」抜きにしてください！　断食明けの食事は、とっても体に沁みるんです。

●黒テンペ粥、ゴマ

## 回復期の食事 2

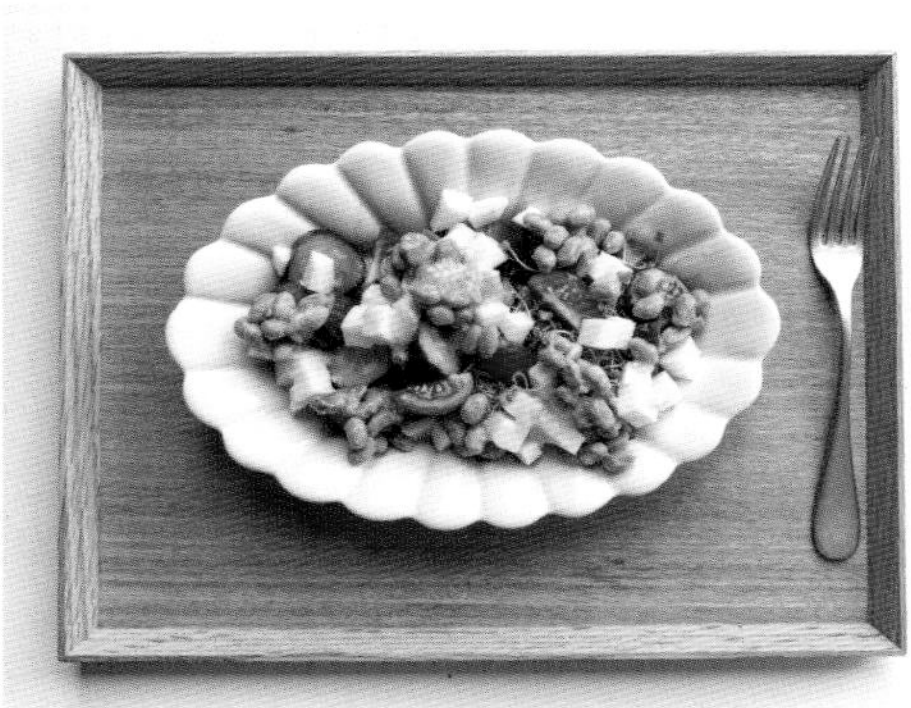

回復期に食べた「塩麹のサラダ」です。納豆、長芋、キュウリ、アボカド、シソ、トマト、スプラウトなどボリューム感たっぷりのサラダです！　いきなり食べると体がびっくりしてしまうので、まずはサッパリしたサラダがオススメ！

●キュウリ、トマト、長芋、納豆、アボカド、スプラウト、塩麹

# 変わり種ぬか漬け

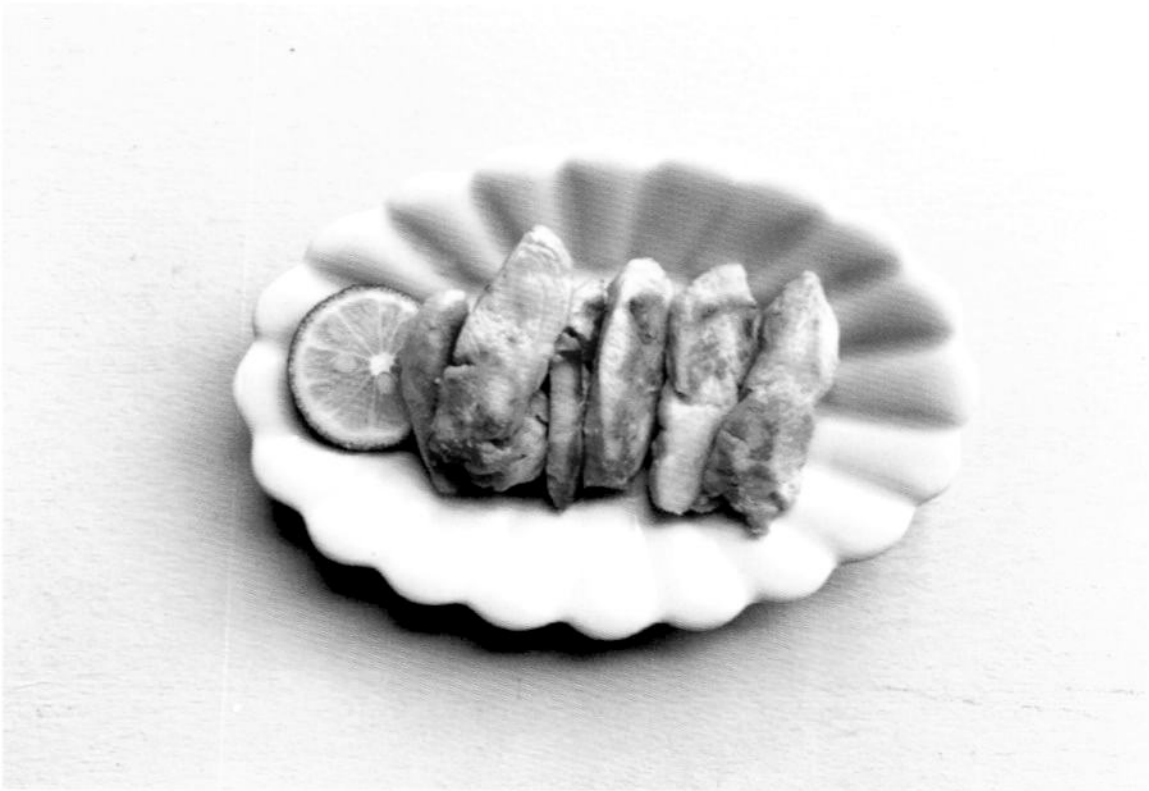

## 鶏ササミのぬか漬け

ぬか漬けにした生の鶏ササミを焼いてみました。お好みで塩やわさびをつけて食べてみては！

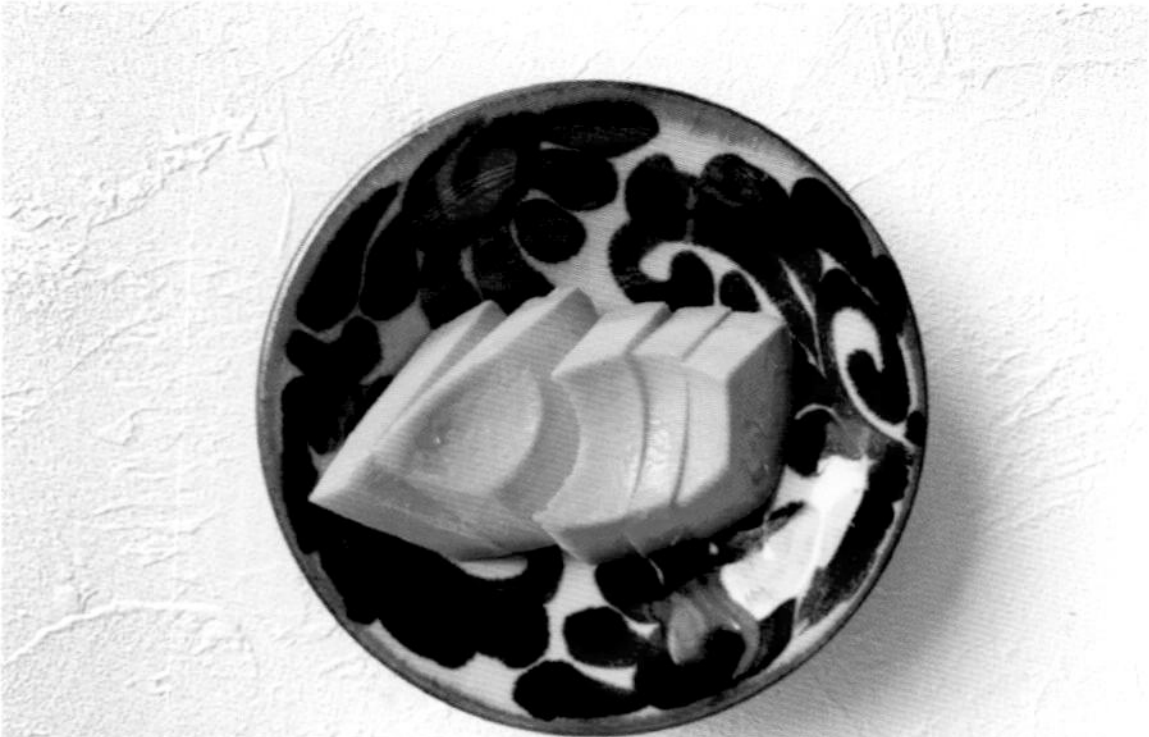

## アボカドのぬか漬け

アボカドは半分にして、皮と種が付いたまま漬けます。濃厚な味わいのぬか漬けになります！　ちょっとしたおつまみに最適です！

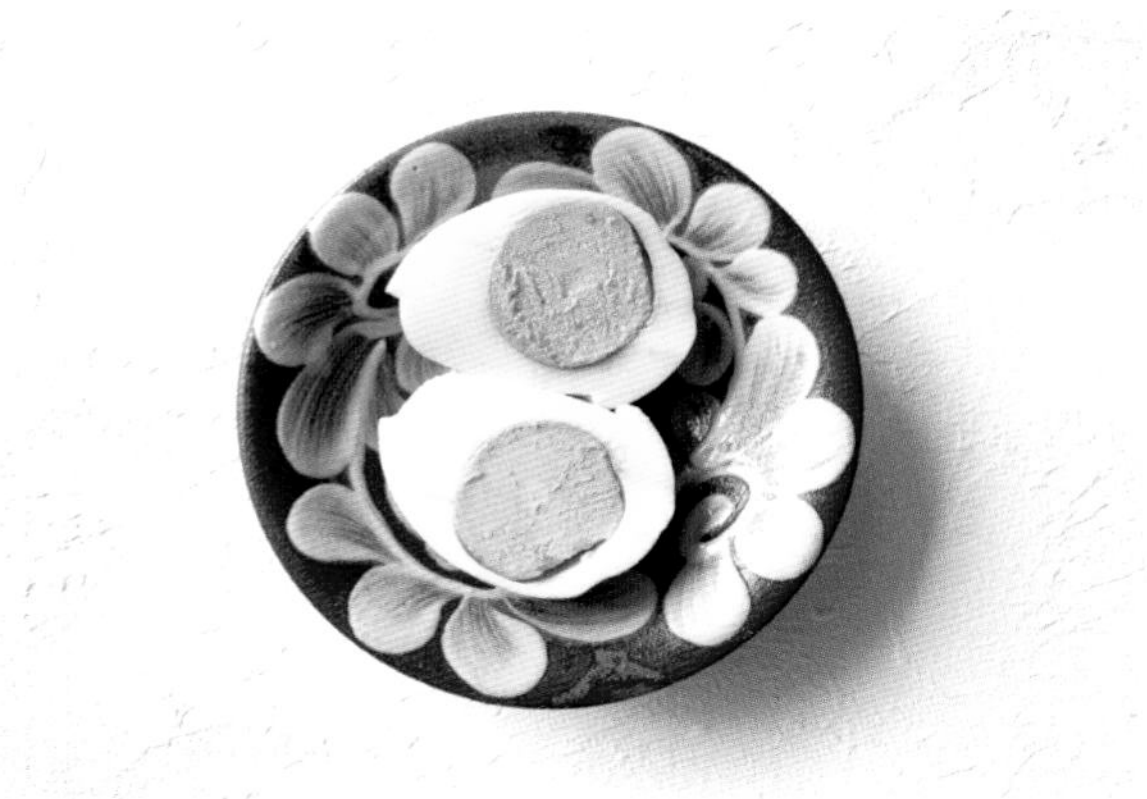

## ゆで卵のぬか漬け

何もつけなくても美味しいゆで卵のぬか漬け！　余った卵を活用できますよ。

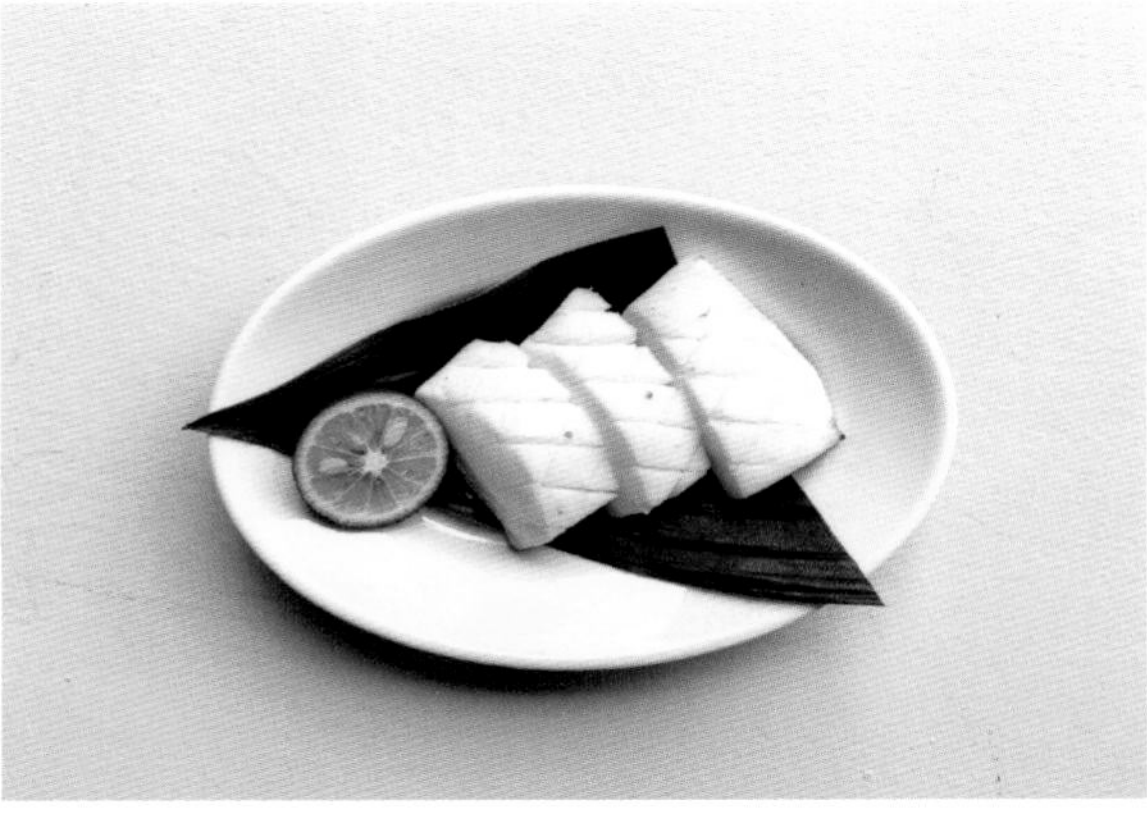

## イカのお刺身のぬか漬け

イカのお刺身をぬか漬けにしてみました。焼いてから食べれば、お酒のつまみになりますよ！

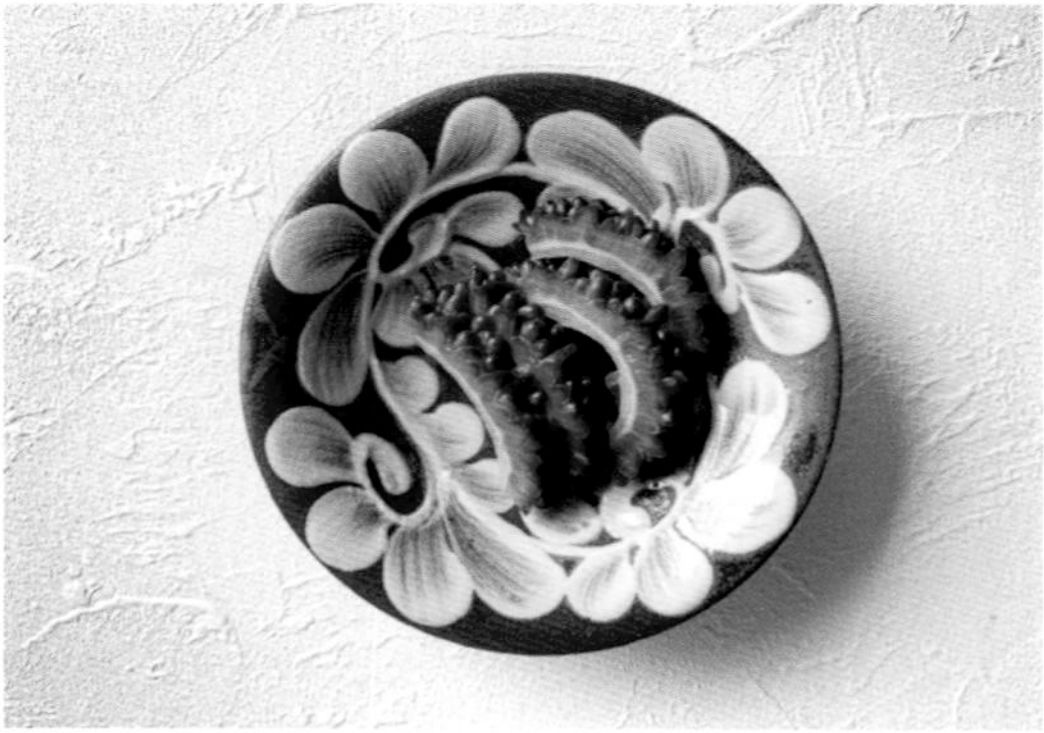

## ゴーヤのぬか漬け

ゴーヤチャンプルだけではないんです。ゴーヤはぬか漬けにしても美味しい。この苦味はクセになります！

## うりずんのぬか漬け

コリコリとした食感が美味しいうりずん（シカクマメ）のぬか漬け。軽く茹でてから漬けてくださいね。

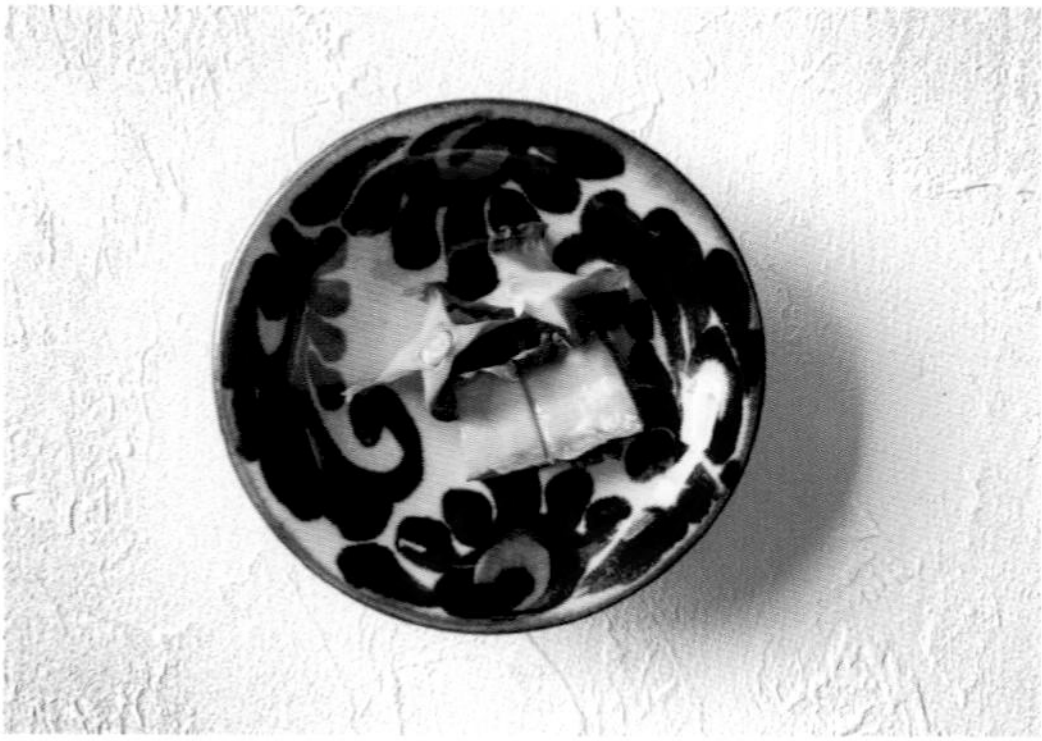

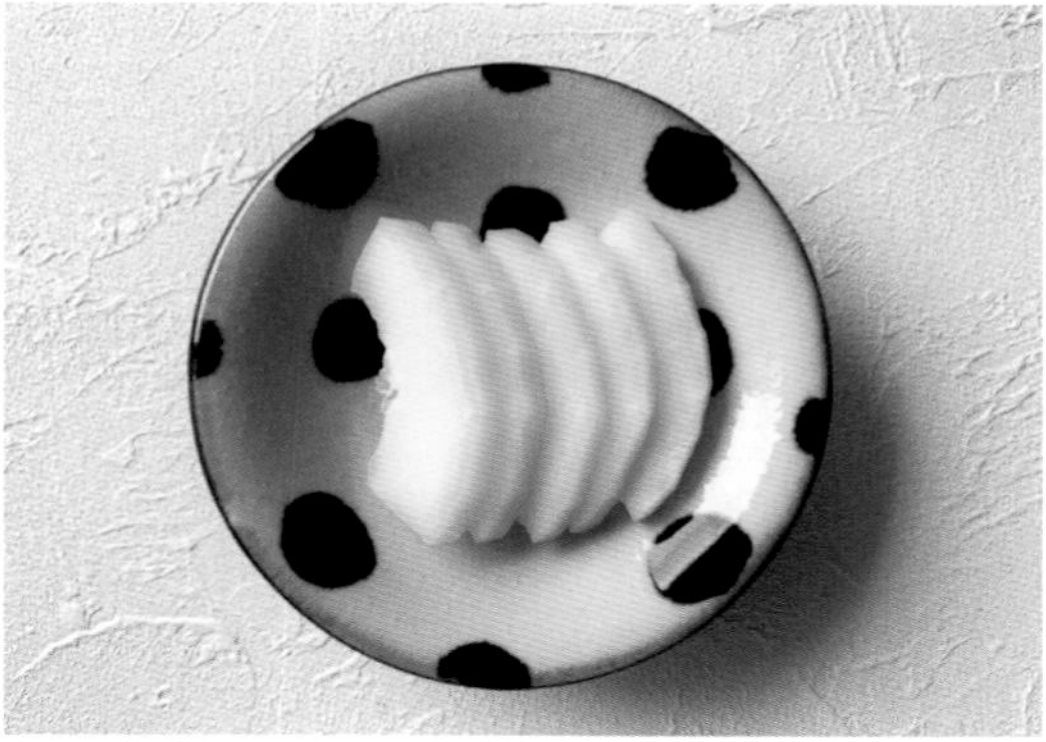

## モーウイのぬか漬け

沖縄野菜のモーウイのぬか漬けです。キュウリに似た味で、実がしまっていて美味しいです！

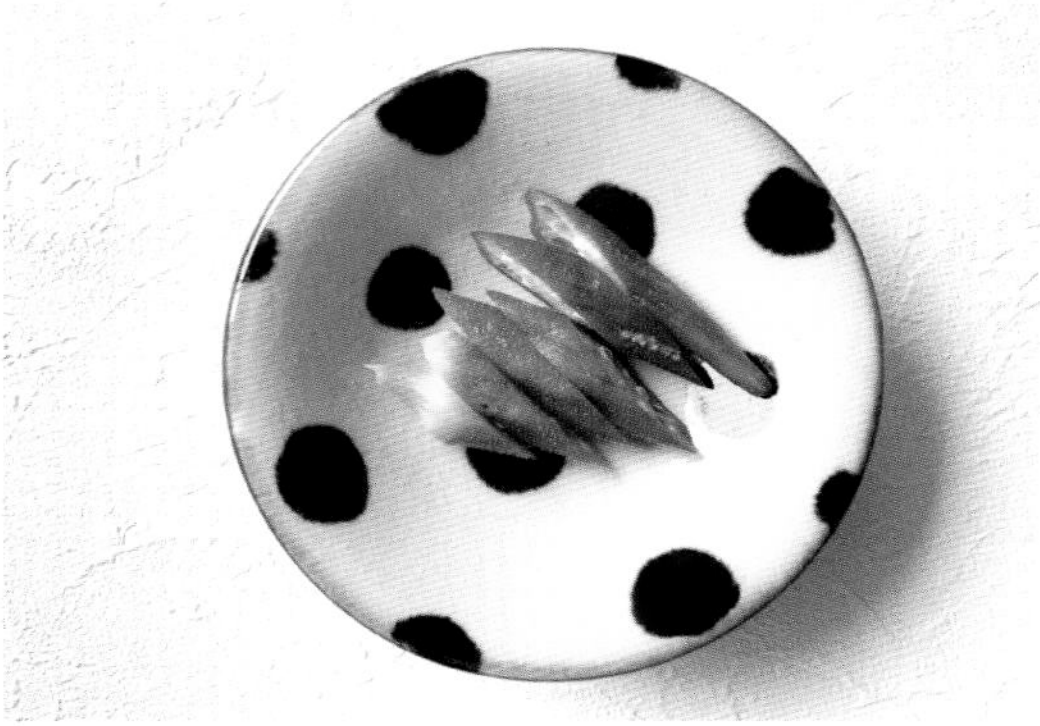

## オクラのぬか漬け

軽く茹でてからぬか漬けにしてくださいね。オクラのねばねばパワーで元気になれます！

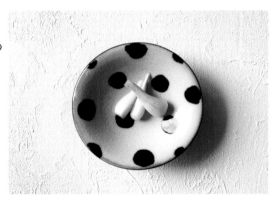

## 島らっきょうのぬか漬け

沖縄独自のらっきょうの品種である島らっきょう。シャキシャキとして食感がたまらないぬか漬けです！

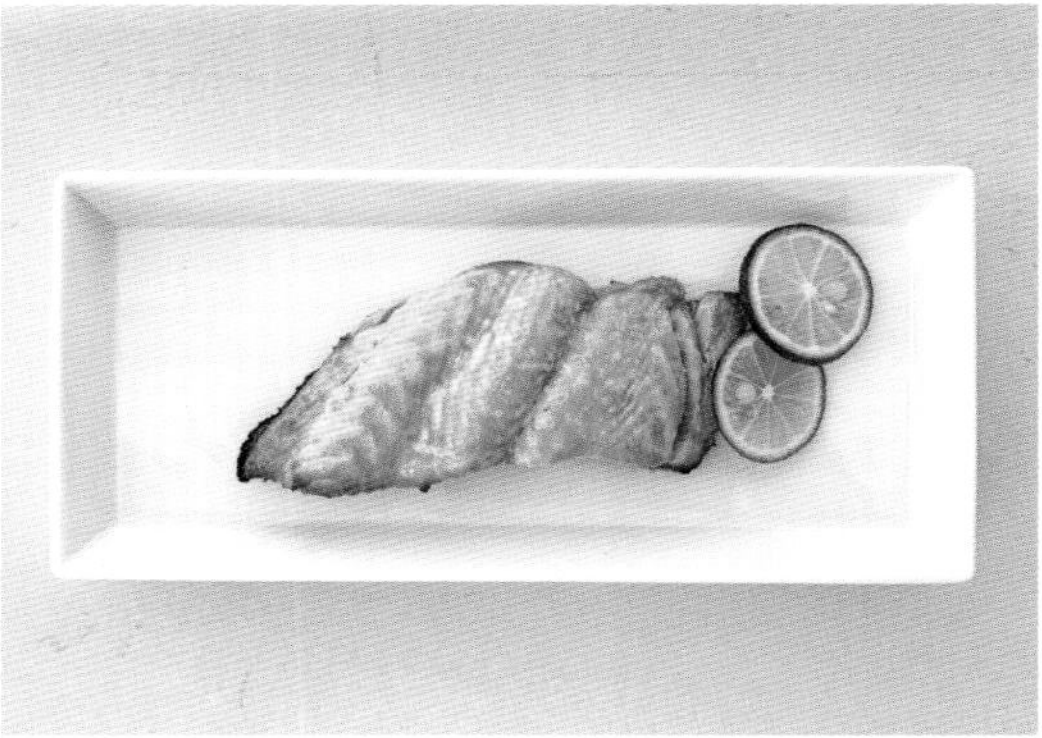

## 鮭のぬか漬け

生鮭をぬか漬けにして焼いてみました。ご飯のおかずの一品になりますよ！

# 創作デザート

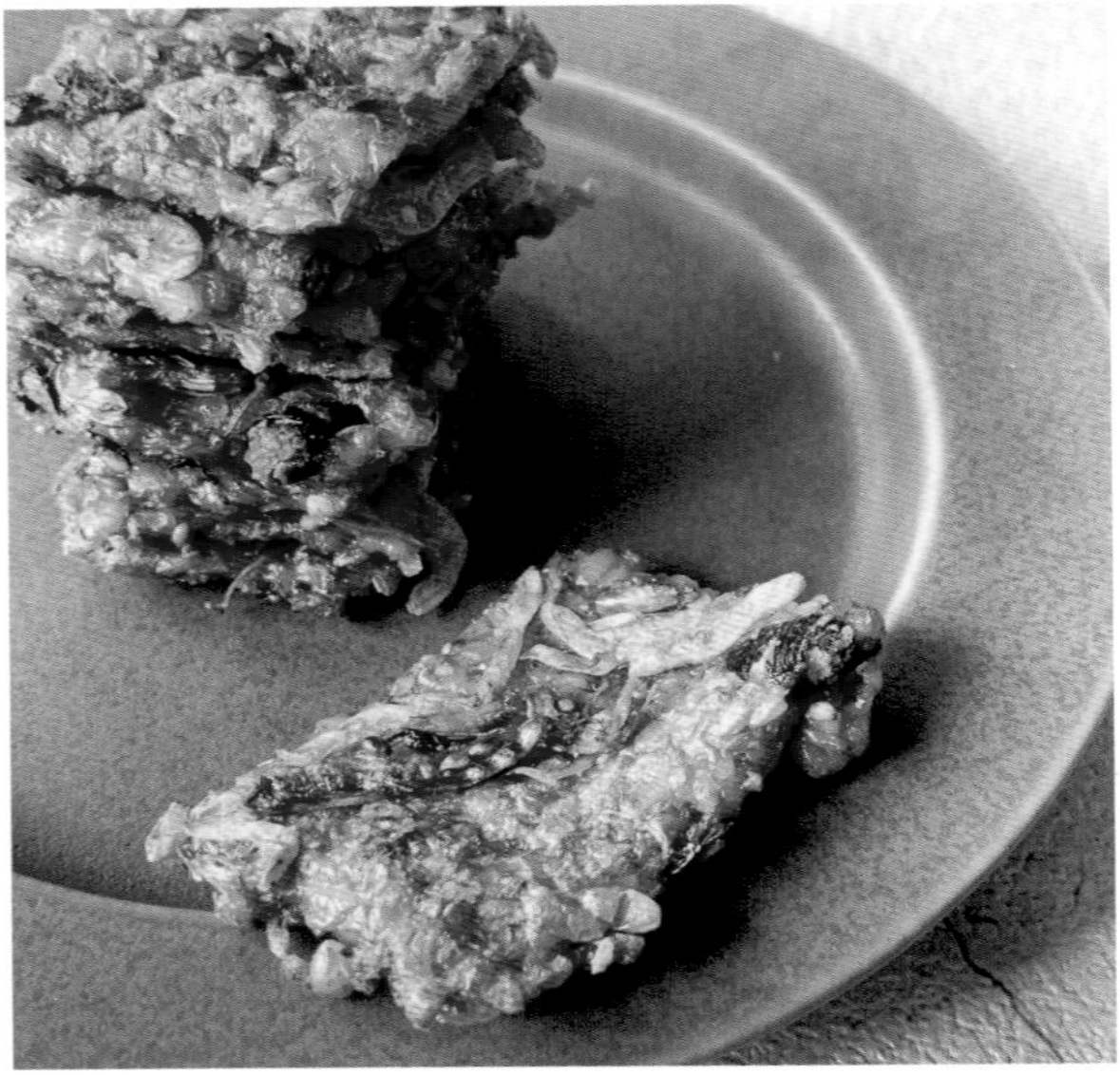

## 寝かせ玄米煎餅

●材料
寝かせ玄米…100gくらい
ゴマ…適量
小エビ…適量
青のり…適量
醤油…適量

1. 暖かくした寝かせ玄米をラップにはさみ、コップの底や麺棒を使って四角く平らに潰す。
2. 平たくなったらラップの上から適当な大きさに筋を付けておく。上のラップを取って、トッピングをして筋をつけた所の玄米を切り離しておく（トッピングは、ゴマ、小エビ、青のり、お好み焼きの材料などで）。
3. フライパンに薄く油を塗り、トッピングしたほうを下にして玄米をのせて焼く。焼きだしたら、もう片側にもトッピングをする。
4. 弱火〜中火で両面カリカリになるように焼いていく。焼き上がり近くになったら、両面に醤油を塗ってもう1度焼いたらできあがり。少ししっとり煎餅です。

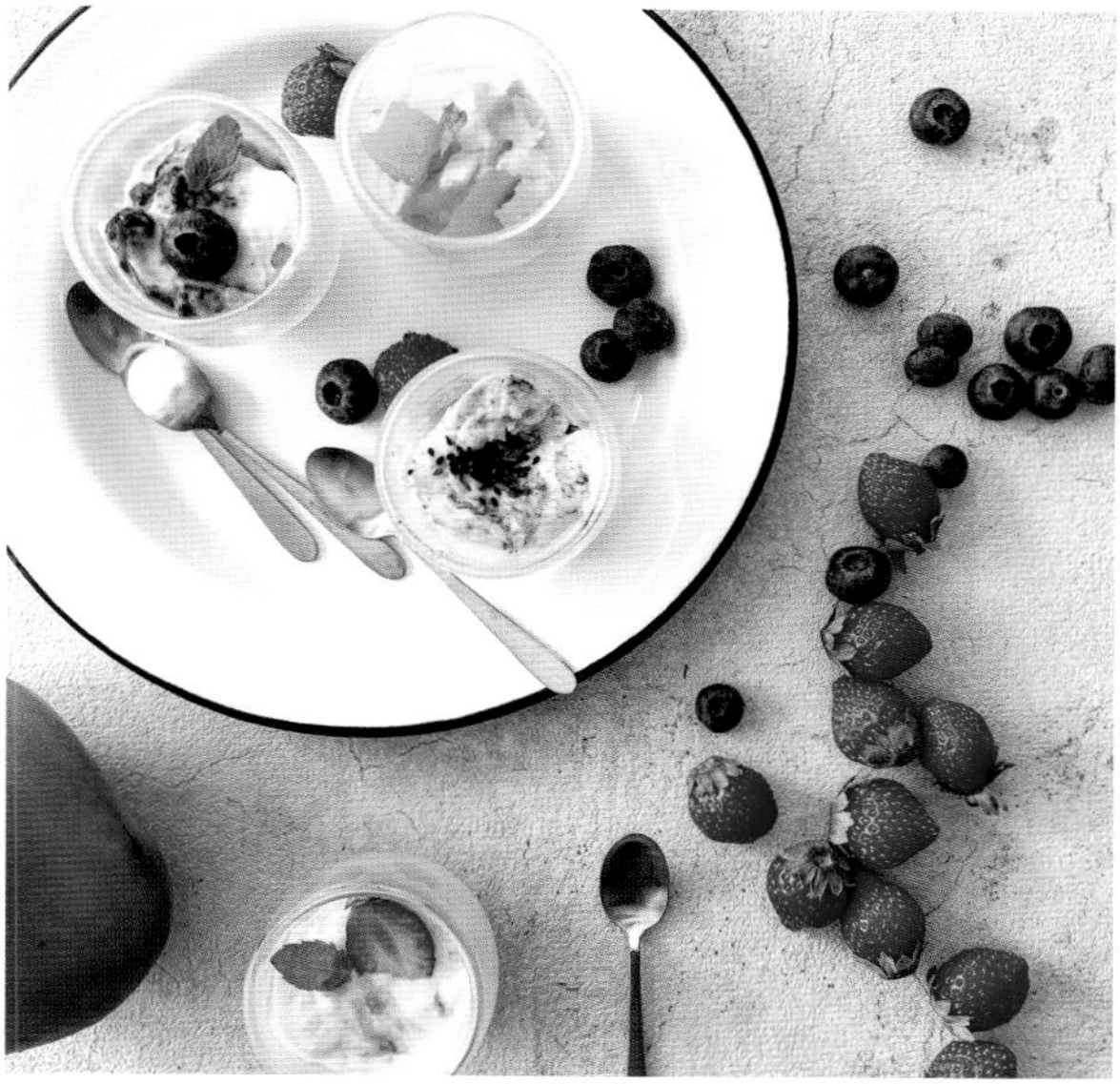

# 豆乳と甘酒のアイス

●材料
豆乳…200ml
甘酒…200ml
ジャム(マンゴー、イチゴ、ブルベリー)…適量

1. 豆乳と甘酒を合わせておく。紙コップを使ってお好みのジャムを混ぜて製氷皿に注いで凍らせる。又は、紙コップごと凍らせる。

2. 食べる時は、少し溶けたほうが食べやすいのでお好みで冷凍庫から取り出して食べる。固すぎる時は、ブレンダーなどで撹拌すると食べやすいですよ(固すぎる時は甘酒を少し足しながら撹拌)。もしあればアイスの上にフルーツかジャムをトッピングする。

※写真は、マンゴー、ブルーベリー、イチゴのジャムを使いました。

# ネクタリン アイスのパフェ

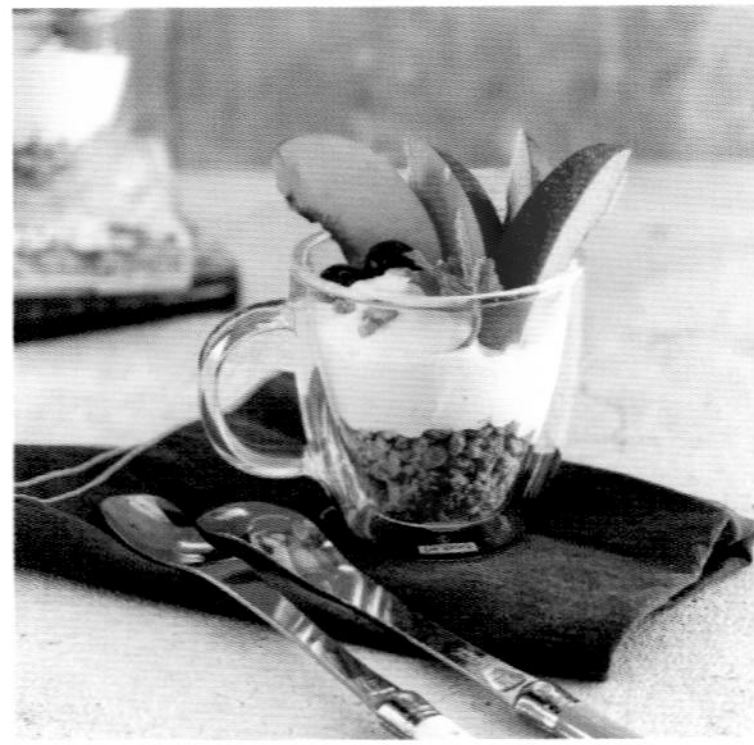

●材料
ネクタリン…1個
蜂蜜…大2(量はお好みで)
植物性クリーム(又は生クリーム)…100ml～
玄米グラノーラ…適量
ブルーベリー…適量
ミント…適量

1. ネクタリンの皮をむき、切って保存用プラスチック袋に入れて手で潰す。お好みの量の蜂蜜を入れてさらに袋の上から手で潰しながら混ぜる。平らにして冷凍しておく。
2. 固まったらブレンダーなどで撹拌。この時に植物性クリームを入れさらに滑らかに撹拌する。柔らかくなりすぎたらもう1度冷凍庫に戻して、5～10分ほど固める。
3. カップに玄米グラノーラを入れてネクタリンアイスを乗せて、ネクタリン（分量外）とブルーベリー、ミントを飾る。

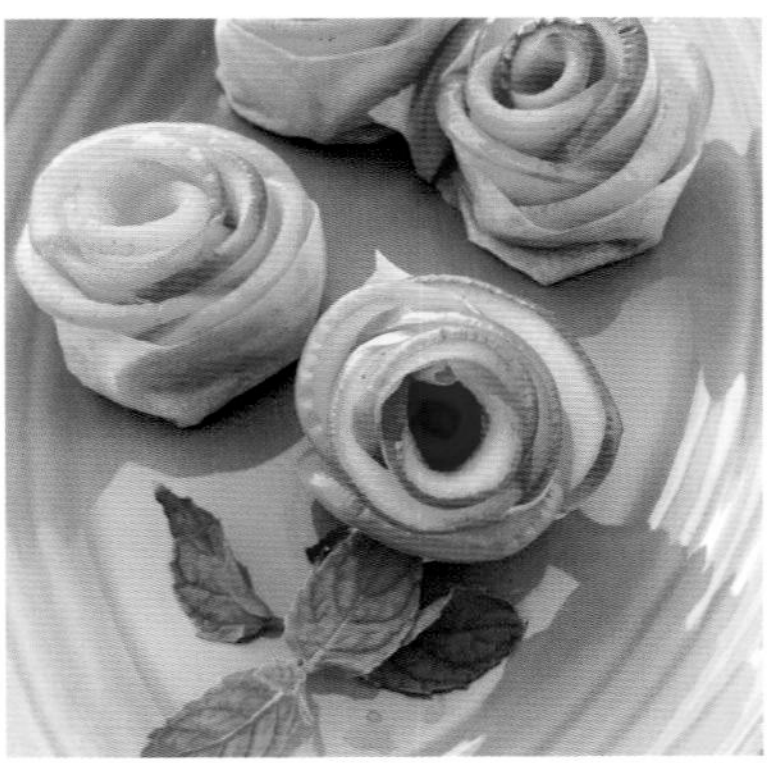

# バラの形の 簡単アップルパイ

JAZZりんご…1個
砂糖…大2
バター…大2
水…60cc
隆祥房ミニ春巻きの皮(生でも食べられる春巻きの皮を使いました)…適量
※りんごの大きさによって調整してください。この量で大きめ焼売くらいのアップルパイ4個できます。

1. りんごをよく洗い4等分にして芯を取り、皮付きのまま縦に2～3ミリの薄切りにする。耐熱容器にリンゴと砂糖、バター、シナモン、水を入れかき混ぜて、ラップをしてレンジで8～9分チンしておく。
2. 春巻きの皮を縦長4等分にする。2枚縦に並べて水でつなげておく。リンゴの端と端が重なるように春巻きの皮の上に並べる。端からリンゴと皮を一緒に丸める。最後はりんごのつけ汁で止め、手で形を整える。
3. 底に皮がくるように平らにしてオーブン5～6分ほど焼く（トースターでもいい)。

# 第5章

# 生活改善で
# 毎日が
# ハッピー！

## 健康面での変化

1年前の私の体形は、身長148センチ、体重が60キロくらい。お世辞にもスタイルがいいとは言えませんよね。この通り小柄でぽっちゃりな私でしたが、初めて行った1回目の『ファスティング』と『まごわやさしい生発酵』の食療法で60キロが54キロになったんです。約6キロの減量ってすごくありませんか?

その後も続けることで徐々に体重は落ちていきました。一番体重が減った時は46キロなので、最大で14キロの減量に成功したことになりますね。

体重が憧れの40キロ台になって喜んでいましたが、あの時はちょっと痩せすぎだったようです。

「痩せたのはいいけど、ゲッソリしているわよ」

「う〜ん、何だかおばあちゃんみたい」

「もう少しふっくらしたほうがいいんじゃない？」
などと言われることもしばしば。

確かに鏡の中の自分を見てみると、頬がこけてしまい実年齢よりも老けてしまった印象なんです。若い時なら、このくらい痩せても良かったかもしれません。でも50代の私の場合は注意が必要ですね。私と同世代の方たちは、痩せすぎに気をつけてダイエットしてくださいね。

こんなこともあり、今は50キロくらいをキープしています。それでも10キロの減量ができているので十分ですよね。このくらいの体重が私にはベストみたいですね。顔もふっくらして、若々しくなったはず！　きっと見た目年齢も実年齢のマイナス10歳くらいかも。なあんて言い過ぎですか（笑）？

さすがに１４８センチの身長はもう伸びませんよね。

でも痩せて姿勢も良くなったおかげで、思った以上にスタイルアップできたようです。

「身長が１４８センチには見えないね」

「１５０センチ以上あると思っていた」

「実際より背が高く見えるね」

私の身長を聞いて驚く人が前より増えた気がします。身長は伸びなくても、高く見えるようになったのは嬉しいですね。


きっとファスティングだけではこの結果は出なかったと思うんです。ファスティングだけだったら、すぐにリバウンドして、また同じことの繰り返しをしていたはず。ファスティングと同時に食療法を行ったのが良かったんです。

食療法のすごいところは『食べても痩せる』ということ。過去に行ってきたダイエットのように『食べることを我慢する』ことがありませんでした。だから私でも続けることができました。ちゃんと食べているから、ただ痩せるだけでなく、キレイにそして健康的に痩せることができたんです。

体調不良の原因でもあった、生活習慣、運動不足、ストレス等が改善されて、私、本当に健康になったんです。

朝、目覚めた瞬間に自分が健康になったことを実感できました。

以前は朝起きると、とにかく体が重くてだるかった。

「もう朝が来ちゃった……」

「今日も仕事は忙しいのかな……」

「体はだるいし、何だかすべてが億劫だわ」

私の1日はため息でスタートしていました。

それが今では朝からスッキリ。パンパンに浮腫んでいた足の裏も全く浮腫まなくなりました。溜まっていた老廃物がデトックス効果で全部体の外に出たようです。体の流れというか、巡りがいいんですね。


寝つきが良いので、あっという間に朝が来るんですが
「よしっ、今日も1日頑張るぞ！」

「清々しくて、気持ちがいいなあ」

「仕事を早く終わらせて、家の片づけでもしよう」

やる気がみなぎって、朝から夫もびっくりするくらい元気なんですよ。


たまに少しだけだるいことがあっても、軽いストレッチで治まってしまうから全然問題ありません。そのストレッチも痩せる前だとすぐ息が上がってしまいできなかったんですよ。カイロプラクティックの先生に教えてもらっていた運動は簡単なものしかなかったにもかかわらず。毎日ストレッチを行っているので、肩こりも解消されました。

それから疲れも溜まらなくなりました。あれだけお世話になった栄養ドリンクも飲まなくなりました。箱で買い置きしたドリンクがなくならなくて困っているくらいです。たくさん試していたサプリメント系や健康食品の類は一切やっていません。

長年、悩まされていた頭痛もほとんどなくなりました。市販薬を最後に服用したのがいつなのかも忘れてしまうくらいです。「頭が痛くなったらどうしよう」と不安にならないでいいので、お出かけが楽しくなりました。栄養ドリンクや市販薬を飲まなくなって、胃に負担もかからなくなったので、一安心です。

頭痛がなくなったのと同時に、またお酒も飲めるようになったんです。一時期は飲むとすぐ頭が痛くなっていましたが、お酒で気分が悪くならなくなったんです。とは言っても飲めるのは1杯くらいですが。それでも私には嬉しいことです。いつかは以前と同じくらい飲めるようになって、夫とワインのボトルを開けて乾杯できたらなと思っています。

ここ最近は、風邪をひくことも、熱が出ることもなく元気すぎるくらい。食べているものがいいのか腸内環境が整っているのが自分でもわかります。

大きな声では言えませんが、お通じも調子がよくなりました。私は便秘ではないのですが、昔からお腹が慢性的に緩かったんですよね。お嫁に来た時からずっとその状態だったので、それが普通だと思っていたようです。でも、お腹が緩いのはちょっと不便でした。それが今では嘘のようにいいお通じなんです。こんなことはもう何十年もなかったことなので、自分でも驚きというか、感動に近い感覚ですね。

食と生活習慣を改善したら、腸内環境も改善して、さらには免疫力まで上がったということですね。

お肌と髪の毛の調子もすこぶる良好です。もう高い化粧品なんて使っていませんよ。食事を変えたら肌も全然違うんです。特に断食の最中は、何もしなくてもツルツル、もちもち。乾燥肌で、高い化粧品ばかり買っていた頃が嘘のように思えます。化粧品にはお金がかからなくなりました。月に1回行く沖縄では、デューティーフリーで安く化粧品が買えるし、特別なものを使わなくなりました。

洗顔の後はこれ1本で大丈夫なオールインワン化粧品や、撮影で携わったものを使っていますね。

無理なダイエットの影響で一時期はボロボロになってしまった髪の毛もツヤとコシが戻ってきたようです。髪の毛までちゃんと栄養が行き届いている感じがします。美容院で髪型やヘアカラーを変えてみたい気持ちでいっぱいです。

痩せて、浮腫みもなくなり体が軽くなったので、すごく活動的になりました。フットワークが軽くなったので、今なら何でもできそうです。

「いつかやろう。そのうちやろう」

「また今度でいいよね」

「疲れているし、やる気がしない」

何をするにも腰が重く、すぐ億劫になっていた私。

それが今では考える前に行動に移してしまっています。驚くことに気がつくと勝手に体が動いてしまっているんですね。やる気がたっぷりあるので、直感的に「やりたい！」と思ったことには飛びついてしまうんです。

家で一番元気なのはきっと私。毎日が絶好調で、今が一番楽しい。それが何よりです。

## 生活面の変化

外食とデパ地下が中心の食生活をやめて、生活習慣はがらりと変わりました。もちろん良い方向へと改善されたという意味ですからね。

あれだけ毎日足繁く通っていたデパ地下にはほとんど行かなくなりました。夫用にワインに合うおつまみ系を買ったりする時くらいです。デパ地下で買わなくなっても、食事の支度で忙しくなることはないんですよ。『まごわやさしい生発酵』の食事は簡単に作り置きができて有難いですね。

食療法を始めたばかりの頃は、私と夫で食事は別メニューでした。元々仕事の時はお互い別々に外食で、休みの日も各自で「自由に好きなものを食べる」ようにしていました。夫は休みの日も一人で外にランチをしに行くことが多かったんです。

私が作り置き食材で『まごわやさしい生発酵』の食事を家でするようになってしばらく経った頃だったと思います。

昼頃になると夫が私に聞いてくるようになったんです。

「何かないの？」

「何かって何？」

「何か食べるものないの？」

「冷蔵庫に作り置きのおかずがあるけど、それでいいの？」

「それが食べたい」

そんな夫に対して「回りくどい言い方するのね」と私は思うんです。

つまりその本心は「私と同じものが食べたい」ってことなんですよね。


結局二人で玄米ご飯を食べています。

私と同じ食事をするようになって、夫もスマートになった気がします。夫婦揃って健康になって元気なのは嬉しいですね。


デパ地下には行かなくなりましたが、仕事がそんなに忙しくない時は、デパートに行くことが増えたかもしれません。仕事帰りに行くデパートの服売り場でのショッピングが楽しくって困ります。サイズを気にせず、いろんなお店を見て回れるっていいですね。

私の場合、痩せたからって服の好みは変わらないみたいです。選ぶ服の色やタイプは同じまま。でも、どの店に行っても服が入るから嬉しくて感動してしまいました。

前はLサイズコーナーでないとダメで、よく行っていたのは伊勢丹のLサイズコーナー。選べる服の種類も限られてしまうから楽しくないんです。自分が気に入ったものというよりはサイズがあるものになってしまうんです。それが今はどこでも大丈夫!

服を買いに行くと、黙っていても店員さんが小さいサイズを持ってきてくれることなんて、前では考えられなかったです。アパレルの店員さんってさすがプロですね。見ただけでサイズがわかるみたいです。

「Sサイズなんて入るのかな?」と心配に思ったけど、Sが入る人に見られるって嬉しいことです。

私はフォトスタイリストという職業もあり、ファッション系は大好き。プチプラなものからそうでないものまで幅広くお買い物はしています。最近は特に高いブランドの服を買うようになりました。前は躊躇してしまい、冒険はせず無難なものを選ぶほうでしたね。今の私はチャレンジしたい気持ちが強いみたい。

この間なんて「ご褒美に買ってあげる」と自分を甘やかしました。買ったのは真っ赤なスーツ。自分でも「私、攻めているな」と思いました。


実は、痩せたことによる嬉しい悩みがあるんです。

着ていた服のサイズが全部合わなくなってしまいました。結局ほとんど処分することに。気に入っていた服はまだ残しているんですが、どうしようかと悩んでいるところです。お直しに出してみようかなと考えている今日この頃。


服以外にも靴でも困りごとがあるんです。私の足のサイズは22.5センチと小さめ。昔からサイズを探すのには苦労していました。サイズがあったら、すぐに買っていたんです。

今回、痩せたことで足が小さくなりました。正確には浮腫みがなくなったせいで、靴が大きく感じるみたいです。靴に中敷きを入れたり、詰め物をしたりしないとダメ。パカパカして靴が脱げそうになってしまいます。

食事が変わって、飲み物にも変化が出ました。それまでは朝起きてから夜寝る前まで何杯もコーヒーを飲んでいたのですが、今は基本デカフェ。断食中はノンカフェインの飲み物しか飲んではいけないのですが、断食期間を終えてもカフェインは摂らなくなりました。カフェインは胃にも負担になるし、体が欲していないんですよね。冷たい飲み物は夏でもあまり飲まなくなり、ルイボスティーをホットでよく飲んでいます。コーヒーを飲む時は、ノンカフェインのコーヒーを豆乳ラテにしたりしています。

それから断食のおかげで、仕事の効率が上がりました。
断食中に仕事をしていると悪影響が出ると思ったりしませんか？
例えば

「お腹が空いて集中できないのでは？」
「イライラして不機嫌になってしまいそう」
「眠くなったり、頭がぼーっとしたりするのでは？」

私も最初は仕事のある日には断食をしないほうがいいのかなと思っていました。だから仕事に影響が出ないように週末の金土日を使って断食をすることが多かったのですが、通常通りの生活ができています。それどころか、断食の最中のほうが事務作業などの仕事がすごく捗るんですよね。個人差はあるかもしれませんが、頭がクリアになって、集中力が増すんです。

仕事以外にも家の片づけもビックリするくらい捗りました。この間なんて、ずっと後回しにされていた粗大ゴミの申し込みもとてもスムーズにできたので、家の中がキレイに片付いて充実した1日を過ごせました。

断食をすると脳が活性化して集中力アップするとは聞いていたのですが、これは経験した人にしかわからないかもしれませんね。

## 味覚の変化

最初に味覚の変化を感じたのは回復期の食事を食べた時でした。3日間の断食を終えた後の食事はすごく体に沁みたんです。味覚が敏感になったせいなのか、シンプルな味付けでも素材本来の味だけで美味しい。

その後、食療法を経験したことで、食の好みが変わったことを実感したんです。

私、ケーキとかアフタヌーンティーが大好き。好きな理由は見た目がキレイで可愛いからなんです。写真を撮る上で、被写体として素敵で今風に言うと『映える（ばえる）』ってこと。色とりどりの宝石みたいなケーキたちを写真に撮りたいけど、別に食べたくはないって思ってしまうんですよね。

ケーキが嫌いなわけではなく、前は好きだったんです。こってりした生クリームも美味しく食べていたのですが、クリームが油っぽく感じてしまい、今ではさっぱりしたアイスや和菓子のほうが魅力的です。どら焼き、羊羹などがいいですね。和菓子に使われる小豆は『まごわやさしい生発酵』の『豆』にも入るんですよ。

以前はコーヒー片手にサスペンスドラマの再放送を見ながらつまんでいたチョコレート。今の間食は素焼きのナッツ類です。味がなくても満足できるから不思議ですね。口さみしくなっても、お煎餅よりはフルーツをつまみたい気分になります。


それとこれは断食の前からのことですが、私は卵をあんまり食べないんです。食べても週に1回か2回。夫は毎日、朝食に卵を2個食べていますけどね。

卵の匂いが苦手なんです。断食で味覚や嗅覚が敏感になって研ぎ澄まされたようで、以前よりもダメになった気がします。卵好きの方には申し訳ないのですが、卵臭いのがダメ。

半熟にはしないで、しっかり焼いてから食べています。

ケーキやプリンも卵の匂いがしたら食べられなくなります。もちろん生卵は食べられないので、卵かけご飯は絶対に無理。滅多にしないのですが、すき焼きの時も卵なしで食べます。オムレツ、親子丼、かつ丼、ゆで卵など、何処に行っても「半熟じゃなくて、しっかり焼いてください」と注文するくらいです。すごくいい卵でもダメなんです。

あとは辛いものも弱くなった気がします。前は唐辛子系の辛さが大好きで、よく食べていたんですよ。発酵食品で免疫力アップも期待できるキムチも辛すぎるものは無理になってしまいました。どうやら体に刺激するものが受け付けなくなったようです。

味覚が変化して一番困っていることは、カップラーメンが食べられなくなったこと。大好きだったカップラーメンも今は食べると胃がもたれて気持ち悪くなってしまうんです。非常食として食べられないのは困ったものです。何か他に非常食になるものを見つけたいと思います。

でも何だかんだ言っても、味覚の変化のおかげで糖分や塩分の摂取は少なくなったはず。

ダイエット効果や浮腫み解消にもなっているから万々歳ですね。

## 精神面の変化

ダイエットに成功し、健康になり、活動的になった私には精神面でも大きな変化がありました。

一言で言うと『前向き』になったということです。それまでの私は何でも悪いほうに考えてしまって、一人で『うじうじ』と悩んでばかり。人の目ばかりが気になってしまい、自分で自分を追い込んでいた気がします。

「私、変なこと言ってないよね？」

「あの人に嫌われたらどうしよう……」

「私のいない所で悪口を言われていないかな？」

そんなことばかり考えていたせいで、人間関係に疲れ果てていたんです。それに重なるように日常的に体調不良や原因不明の頭痛があったものですから。

でも今の私には心配、不安、悩みはキレイさっぱり消えてしまいました。

断食と食療法によって、余計なものを体に入れなくなった私の生活はシンプルそのものです。食べ物も、インテリアも、友達も、自分にとって心地の良いものだけを取り入れたいと思えるようになれたんです。

『仲良くしたい人』『仲良くしたくない人』といった付き合う人を自分で選び、切り離すことができるようになったおかげで、人間関係に悩まなくなりました。気持ちがイライラしたり、精神が不安定になったりすることもないんです。

元々家族仲は良かったのですが、私がいつも笑顔でいられるようになって、前以上に仲良し家族になりました。余計なことを考えなくなったのが大きいですね。いい意味で能天気なのかもしれません。

例えば嫌なことをされても全然気にならないんです。

「あら、そうなの。ふーん」

「まあ、いいんじゃない」

「そういうこともあるよね」

「あっ、それより面白い話があるのよ」

こんな感じに物事を流せるようになったんです。きっと『嫌なこと』を『嫌なこと』と認識していないんでしょうね。たまに「んん?」と一瞬思っても「にかっ」と笑うとすべて吹き飛んでしまうのですから。ちょっとしたことで怒ることもなくなったし、人にも自分にも優しくなったんです。

昔の私は自分に全然優しくできなかったと思うんです。だから無理なダイエットや自己流の間違った健康法を繰り返してしまいました。

「もっと痩せないとダメ！」

「こんな太った自分じゃイヤ！」

「そうだ、水だけ飲んでいたら痩せるよね」

「短期間で結果を絶対出したい！」

痩せることだけに頭がいっぱいで、周りが見えていなかったんです。痩せない自分、結果を出せない自分、失敗する自分を許すことができませんでした。

私が1年以上も断食と食療法を続けていられるのは、無理せず自然体でいられるからです。自分に甘いのに、自分を許せなかったあの頃とは違って、

「昼も夜も外食になっちゃったな」

「明日の食事で調整すればいいかな」

「今月はちょっと体重が増えたかも」

「また来月の断食で頑張ろう！」

こんな風に前向きに捉えるようになりました。「何が何でも痩せないといけない」って気持ちが薄れたので、ストレスもプレッシャーもないのがいいですね。ちょっとの工夫と手抜きで毎日楽しく、健康的な生活が送れてしまうんです。

## 今後の目標、挑戦してみたいこと

昔から習い事が大好きで、とにかく多趣味でしたが、体調不良のせいで諦めていたこともたくさんありました。今はやりたいことがあり過ぎて困るくらいです。

「あの習い事がしてみたい」

「行ってみたい場所、行ってみたい国」

「食べに行きたいお店」

私の体はひとつだけだし、1日は24時間、1週間は7日間。やりたいことがあり過ぎて時間が足りない。現在進行中で通っている習い事もあるので、それらがひとつ終わらないと次の習い事を始められないんです。予定はギッシリ詰まっていて、スケジュール帳が真っ黒になっています。

今は月に1回のペースで『日舞』のお稽古に通っているんです。私の友人のお母さんが教えてくれていて、所作を習うつもりで通いだしました。体形が痩せてスッキリしたので、せっかくなら立ち姿や姿勢もキレイになりたいと思ったんです。

日舞って一見すごく優雅に見えませんか？　意外と体力や筋力も使うのでハードなんですよ。でもそのおかげで、お尻がキュッと上がって、背中のぜい肉も大分スッキリしたような気がしています。

日舞では着物を着るので、『着付け教室』にも通いだしたのですが、いろんな色や柄の着物を見ているうちに今度は「着物のカラーコーディネートを習いたい！」って思ってしまったんです。

他にもまだまだあります。

「お料理教室にも行きたい」

「お花も習いたい」

「文章を書くのが上手くなりたいから、小説講座とか？」

「書く字もキレイになりたい。習字、ボールペン講座もいいな」

「旅行にもっと行きたい。いろんな風景を見て、写真が撮りたい！」

やりたいこととやる気が泉のように溢れてくるんです。


そんな中でも私が一番やりたいことは『ドローン』の操縦を習うこと。

私のライフワークは写真です。食べ物やインテリアの写真も楽しいのですが、航空写真を撮りたいんです。ドローンを操縦できるようになれたら、沖縄の上空から海や街並みの景色を撮ってみたい。そんなことを想像するだけでワクワクして胸が躍りますね。

心が軽くなり、私の人生は劇的に変わったんです。
些細なことでも心の底から楽しめるようになりました。
今の私はとっても自由。何でもできるし、何処にだって行ける。
人生に遅いなんてことはないんです。私は現在58歳ですが。
「もう58歳ではなくて、まだ58歳」
物事の捉え方や意識が根本的に変わったんです。
私は今、人生2度目の青春を送っています。

清水祐子は健康になった心と体で、これからも元気に邁進していきます！

# おわりに

月に1回の頻度で行う『ファスティング』と『まごわやさしい生発酵』の食療法を実践するようになって1年が経ちました。食生活や生活習慣は改善されたと言っても、全く外食をしていないわけではないんですよ。月に数回は、夫や友人たちと美味しいお店で食事を楽しんでいます。

フォトスタイリストや風水心理カウンセラーとして精力的に活動しながら、東京と沖縄の自宅で二拠点生活も続行中です。仕事、趣味、遊びと目が回るほど忙しい中でも、充実した日々を過ごすことができています。

かつての私は精神的にも身体的にもどん底でボロボロの状態でした。その原因は、自己流のダイエットや思い込みの健康法で体調を崩してしまったからです。

そんな私のターニングポイントになった『ファスティング』との出合いに心から感謝しています。

最初はダイエット目的で始めた『ファスティング』と『食療法』でした。今はマイナス10キロの状態をキープできているので、体重を減らす目的ではなく、デトックスのために行っているんです。1か月の間に体に溜まった老廃物を出してスッキリ。

健康になった今だからこそ言えることがあります。

「私は今すごく幸せです！」って大声で叫びたいです。

優しい家族、楽しい友人、自然豊かな沖縄ライフに囲まれて、これからの目標も挑戦してみたいこともたくさんあるからです。

私がこんなに幸せなのは、ダイエットで痩せたからではないんです。

ただ痩せるだけでなく、健康的にキレイに痩せることができたから。

体が健康になって、心も健康になりました。
しかも食事を変えただけで、体と心を同時にリセットすることができたんです。

心が軽くなって、何をしても楽しくなりました。
お洒落をするのも楽しい。
洋服を選ぶのも買い物するのも楽しい。
買った洋服でコーディネートを工夫するのも楽しい。

今日のコーディネートを考える時、鏡の前で自分に「可愛い」と言ってあげるようにしているんです。自分で自分をちゃんと褒めてあげようって思うんです。
どうか皆さんも「どうせ私なんか……」と自分を卑下しないでください。

それでは最後になりますが、ごく普通の働く主婦が書いたこの本を読んでいただきありがとうございました。

私は決して、特別なことをしたわけではありません。私が実践したのは、誰でも真似ができて、身近で簡単なものばかりですから。

幸せはあなたのすぐ隣で待っています。

この本があなたの人生を変えるきっかけになれば嬉しいです。

さあ、あなたも食事を変えて明るい未来を手に入れてみませんか？

令和2年9月

清水祐子

# Profile


Yuko Shimizu

清水　祐子


北海道で生まれ、神奈川県で育つ。高木学園女子高校（現英理女子学院高等学校）卒業後、株式会社忠実屋にポップライターとして就職。その後、食品問屋事務、家業の重機配送業事務を経て、渋谷老舗文具店へ嫁ぐ。子育てをしながら夫と共に文具店で働き、同時に親の介護を経験して両親を見送る。店舗を閉店後、文具のネットビジネスに従事しながら、フォトスタイリスト、風水心理カウンセラーとして活動を開始（風水心理カウンセリング協会認定講師）。引越し時期やビジネスの起業、子供の受験、土地、方位、恋愛などの相談にのり結果を出している。同時にスマホでのきれいな写真の撮り方、スタイリング講座や、商品撮影、プロフィール撮影などを行う。また、トータルリフォームグランツのフォトスタイリングボードのアドバイザーを務める。身体改革としてファスティング、粗食生活、お家でできるストレッチなどに力を入れる。ポリシーは「ゆる〜く楽しんで結果を出す!!」。オシャレなものが大好きで写真やインテリア、服装にもこだわりを持つ。


Amebaブログ：https://ameblo.jp/yuutenji-yuu/imagelist.html
Instagram：https://www.instagram.com/youtenji2020/?hl=ja



心《こころ》と体《からだ》を整《ととの》える健康《けんこう》レシピ
〜鬱《うつ》や不定愁訴《ふていしゅうそ》を撃退《げきたい》した私《わたし》の断食《だんじき》＆食療法《しょくりょうほう》〜

著者　清水祐子《しみずゆうこ》

2020年10月30日　初版発行

発行者　磐﨑文彰
発行所　株式会社かざひの文庫
〒110-0002　東京都台東区上野桜木2-16-21
電話／FAX 03(6322)3231
e-mail:company@kazahinobunko.com
http://www.kazahinobunko.com

発売元　太陽出版
〒113-0033　東京都文京区本郷4-1-14
電話 03(3814)0471　FAX 03(3814)2366
e-mail:info@taiyoshuppan.net
http://www.taiyoshuppan.net

印刷・製本　モリモト印刷
出版プロデュース　谷口 令
編集協力　伊勢田亜希子
装丁　BLUE DESIGN COMPANY
DTP　KM FACTORY





ISBN978-4-86723-012-1